医疗对我们仍然有利吗？

U0258360

大
方
sight

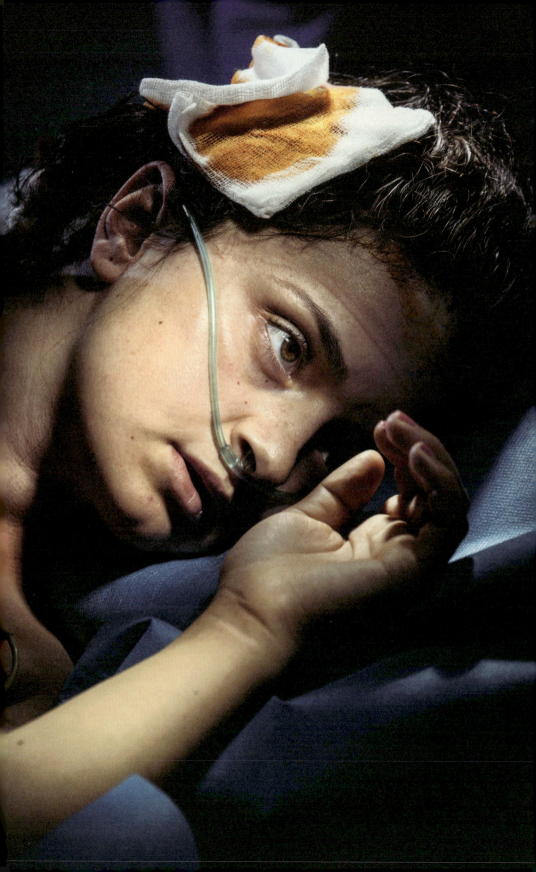

The Big Idea

［英］朱利安·希瑟 著

李海燕 译 ［英］马修·泰勒 编

医疗对我们仍然有利吗？

21世纪读本

中信出版集团｜北京

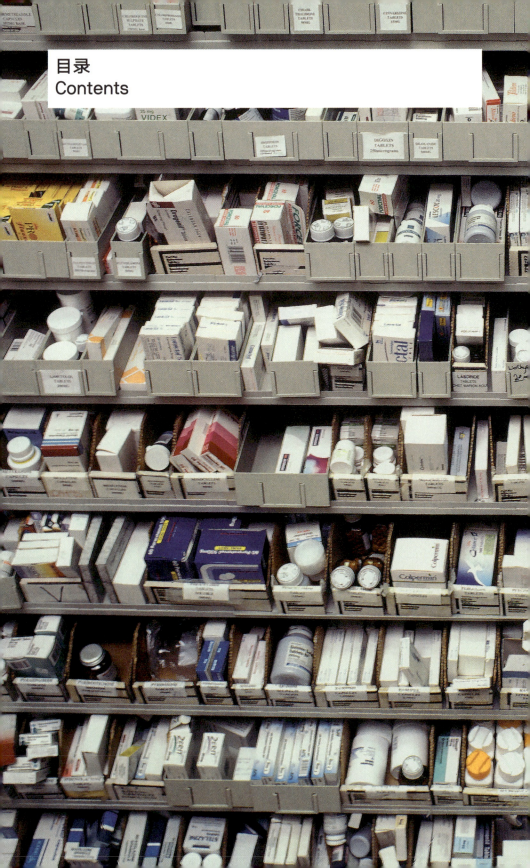

目录
Contents

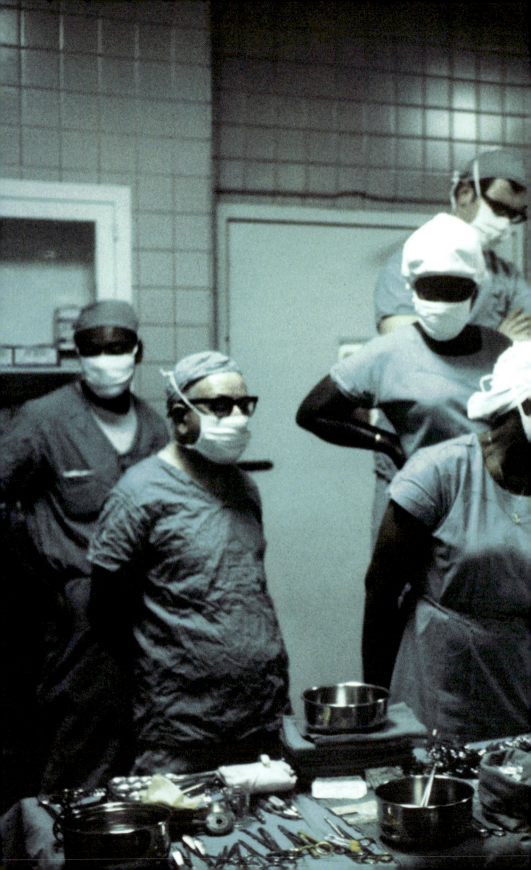

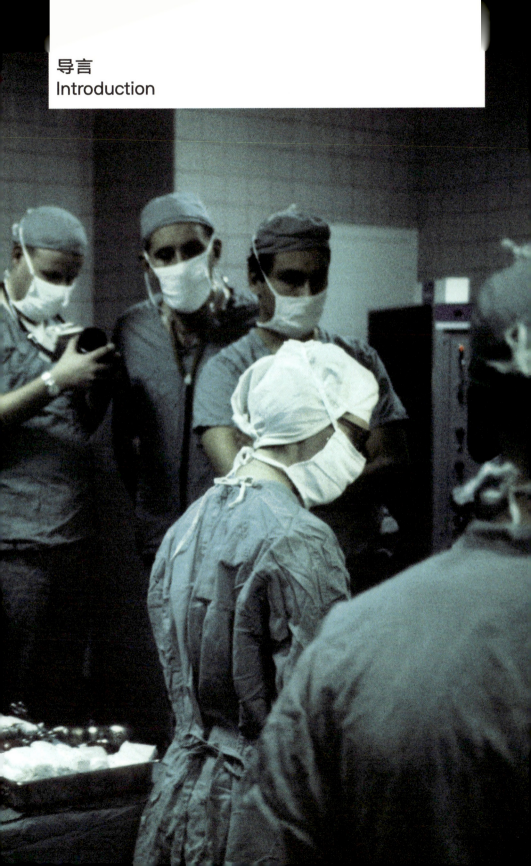

导言
Introduction

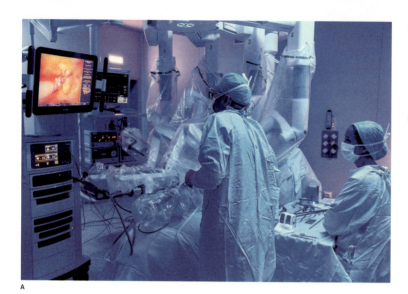

A　西医技术卓越，例如这台使用达·芬奇手术机器人施行的前列腺手术。不过，其成本的可持续性和高成本效益依然存在疑问。

B　提醒工作人员和来访者洗手的防护标志。来访者必须和工作人员一样保持警惕，尽量减少院内感染，这一点十分重要。

西医目前在全球范围内的影响力和实力是无可比拟的。

西医的这种地位在一定程度上与西方在政治和经济上的霸权有关：西医随着帝国版图的扩张得到传播；大型西药公司遍布全球。但这也缘于西医所取得的显著成就：西医根除了脊髓灰质炎，完成了首例心脏移植术，它还为我们带来了抗生素、疫苗接种和基因治疗，促使人类寿命有了惊人的增长。该领域的非凡突破几乎每周都会见诸报道。在最佳情况下，西医是医疗实践中最人性化的治疗方法，它将科学与临床决策、人文关怀相结合，提升了个体的健康水平。那些西医领域的知名机构——最先进的医院——也享有盛誉，这使它们成为经济发展的重点。

在第二次世界大战后的几十年里，大多数西方民众都逐渐确信，他们从摇篮到坟墓之间的大部分健康需求都会得到满足。尽管压力和挑战总是存在，但人们普遍相信，那些危及健康的主要威胁会逐步被清除。如果我们确实生病了，那我们的医疗系统就会提供救助。他们会尽力治愈能治愈的，并缓解难以挽救的病人的痛苦。

不过，如今这一共识正面临着威胁。在惊叹于西医的技术优势和其近乎奇迹般的成就的同时，我们对西医持续累积的弊端一直后知后觉。医疗费用和对医疗效果的期望都在增高，在某些地方尤其显著——美国在医疗保健上的支出占其 GDP 的将近 20%，但仍远未达到全民医保覆盖——而同时健康回报却在降低。随着对医疗效果期望值的增加，人们对医疗风险的认知也增加了。西药有许多副作用。院内感染、不良反应、术后并发症、一系列医源性损伤——在获得医学高新技术带来益处的同时，人们也要承受随之而来的常见风险。而且，西医还有其他令人担忧的趋势。

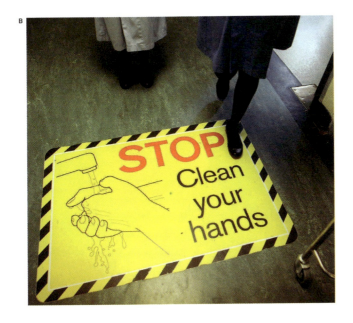

院内感染
（nosocomial）
词意为医院获得性的。源于希腊语 nosus（疾病）和 komeion（照护）。通常是指患者在住院期间获得的感染。

医源性
（iatrogenic） 由医生的医疗行为导致的。源于希腊语 iatros（医生）和 genic（由此引起或带来）。指由医学治疗引起的任何疾病。医源性疾病是医疗的关键风险因素之一。

对于现代医学来说，抗生素是不可或缺的，但抗生素的滥用会增强细菌的耐药性。

在美国，人们对阿片类处方药的药物依赖非常严重。阿片类药物的滥用已经连续两年缩短了美国人的平均寿命。而且对于生活方式类疾病（如肥胖、糖尿病、心血管疾病、酗酒、抑郁症等），我们也总是寻求高科技的医疗康复手段。我们已经忽略了疾病与健康的根源，而总是执着于尖端而昂贵的医疗干预。

A

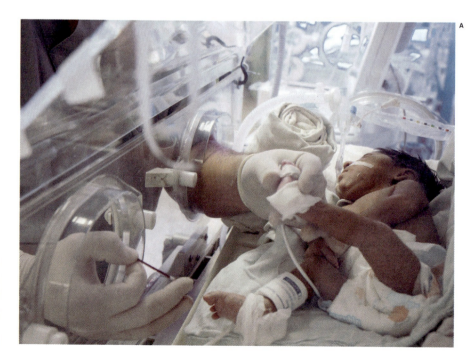

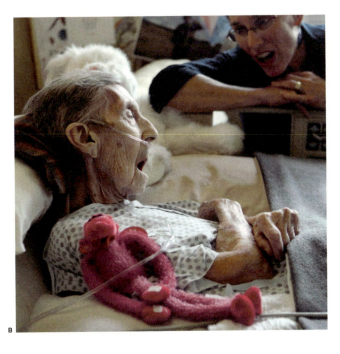

B

而且，医学也正扩展到越来越广的生活领域里。过去曾被当作人类体验的一部分的许多事情（虽然有些是悲伤的）亦已成为一种医学疾病而被予以治疗。诸如分娩、青春期心理变化、羞怯、不快乐、脱发，甚至衰老——它们都越来越多地被视为需要医学干预的现象。这可以带来巨大益处——"自然"分娩可能会致命——但这也带来了一些亟需探寻的问题：何为正常的人类功能，何为需要医疗干预的情况？鉴于很少有医疗干预是无风险的，那么何种状况是我们应该接受并容忍的，何时又是应该求医的呢？死亡不再是不可避免的或极度不受欢迎的生命终结，它正逐渐成为一种医学上的身体机能衰竭。我们常常在重症治疗室里迎接死亡，躺在时刻运转的机器上，接受药物治疗、导尿并留下种种伤痕。生命是非常珍贵的，但这是我们想要的终结生命的方式吗？这是一种祝福吗？

西医不仅仅治疗疾病，还越来越多地被用于预防未来可能会罹患的疾病。当然，这看似很合理：追根溯源，预防胜于治疗。但是，医学预防一定总是更好吗？

对于给无症状患者开他汀类药物来降低低密度脂蛋白胆固醇（LDL-cholesterol），由此产生的医学冲突已经引发了一系列重要问题：治疗的预期收益能够合理化可预见的副作用吗？通过治疗还未染病的人，我们是在延长生命，还是在大幅增加患病人数呢？而且，我们不是更应该优先考虑非医学的预防方法（如运动、良好的营养、戒烟）吗？西药对我们还有利吗？虽然西医曾经取得过无与伦比的成就，但我们难以界定获益与风险两者之间是否能够取得平衡。在西医取得非凡成就的几十年中，作为受益者的我们同时也在面临受害的风险。

我们是否仍然确定西医的益处大于害处？

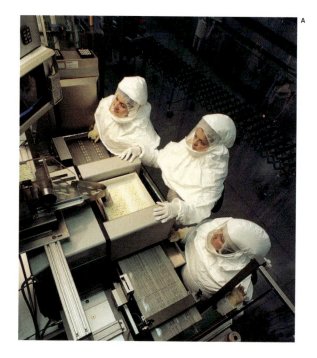

A

低密度脂蛋白胆固醇（LDL-cholesterol）
即"坏胆固醇"，与心脏病高度相关。

A　在工厂监督药物生产的工人。现代药物是有益处的，但现代制药业作为医疗化的强大推动力，将人们生活中越来越多的方面纳入医疗范围，而所有的药物都是有副作用的。

B　生产线上检查药瓶标签的工人。人们希望通过越来越多的医疗和药物干预来改善普通人的健康，或是预防和避免未来的疾病。

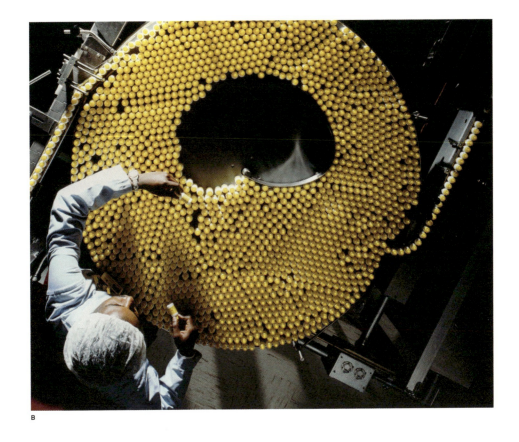

B

医疗的范围已经超越了
"恢复正常健康状态"。
西医不再局限于疾病的
预防和治疗。

当西医对残忍的致死疾病——霍乱、结核病、小儿麻痹症——发动攻击时，它就已愈发能够改善人们的健康状况了。当采用同样的医疗技术可以增强身体正常功能时，我们为什么要把自己局限于疾病的预防呢？如果注意力缺陷患者服用的药物可以加速正常人群的思维，为什么我们不服用呢？既然我们对智力卓越程度的评价如此在意，为什么不强制要求人们服用这些药物呢？不是应该把这些药物连同iPad和教科书一起给学龄儿童吗？

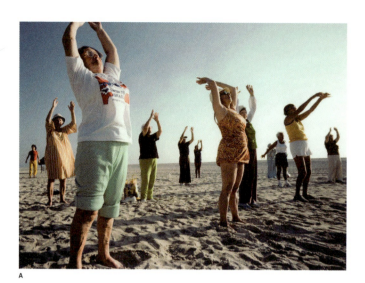

A　1985 年，佛罗里达州迈阿密海滩上，老人们正在上晨练课。尽管高科技医学如此了不起，运动仍然是良好健康状况的基石。

B　沙特民防人员使用铲车将 20 岁的 Khaled Shaeri 从他在吉赞的家中搬出来，并空运到首都利雅得进行治疗。2013 年，Shaeri 重约 610 千克，由于健康问题导致严重肥胖。应对"致肥"环境，克服活动和健康营养的障碍是紧迫的和日益全球性的公共卫生挑战。

A

医学并没有在生活中划出界线。基因工程提高了跨代变化的可能性，既可以敲除不需要的性状，也可以敲入需要的性状。尽管明智的人不会为亨廷顿舞蹈病（Huntington's chorea）的消逝而哀悼，但是当我们一旦远离严重疾病，就会遭遇深刻而又充满争议的问题：鉴于人类多样性的巨大益处，我们可以自信地说何为可取，何为不可取吗？谁有权对此做出如此重大的决定？在医疗技术给予病患真正体恤的治疗方面，我们还有很长的路要走。

最紧迫的问题是，
我们如何负担这一切？

世界上每个国家都在尽力应对医疗卫生费用的上涨。这些费用增长的原因很复杂，在一定程度上它们缘于医学的巨大成功。随着作为古老杀手的传染病几近消失、营养条件变得更好、卫生条件和环境不断改善，至少在西方国家，人们的平均寿命已经显著提升。但寿命的延长开启了老化性疾病的大门。从一般意义上讲，老化性疾病很难治愈，并可能需要数年日益昂贵的医疗支持。随着年龄的增长，合并症的发生会增多，而多重用药治疗往往费用高昂，效果又不甚理想。

富裕的生活也引起了一些疾病。在 1942 年威廉·贝弗里奇爵士（Sir William Beveridge，1879—1963）制订的罪恶名单中，"贫困"曾列于首位（紧随其后的是疾病、无知、肮脏和懒惰）。但如今，至少在西方世界，贫困已十分罕见了，人们很少饥肠辘辘。然而，"富裕"却导致肥胖发病率飙升，随之而来的还有糖尿病、肌肉骨骼问题、心血管疾病等肥胖并发症。这些似乎在一定程度上是我们强大经济发展的结果。食品工业以低成本大量生产高度加工的食品，还有愈演愈烈的"致肥"环境：我们被廉价的高热量食物包围，用开车或公共交通工具替代步行；工作的久坐时间越来越长，闲暇生活经常消耗在屏幕前。我们所享受的舒适正在杀死我们。

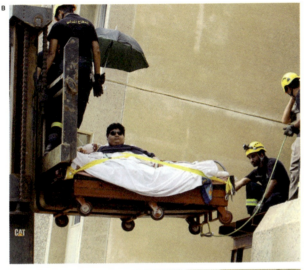

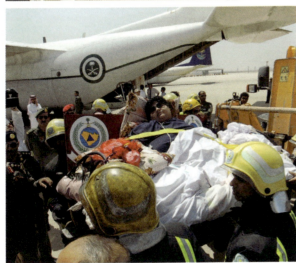

亨廷顿舞蹈病（Huntington's chorea） 亦称亨廷顿病，是大脑和神经系统的一种遗传性退行性疾病，可导致痴呆和死亡。

多重用药（polypharmacy） 指给患者同时开具多种药物。尽管有时有其医学上的指代，"多重用药"这一术语通常是贬义的，用来描述尤其针对老年患者的过度治疗。

"致肥"环境（obesogenic environment） 泛指当代鼓励不健康饮食和热量过度饮食消费的趋势，它使人们难以进行身体锻炼。

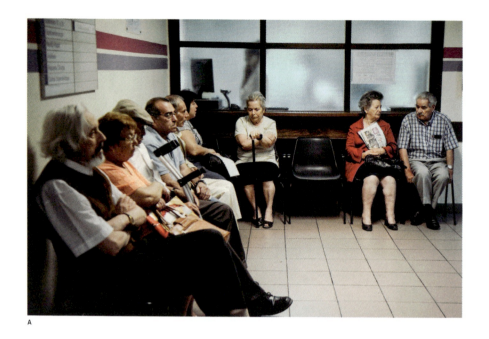

A

患者对治疗的预期也正在急剧增高。我们想要感觉更好，更长寿，更快乐——所以我们求助于医学。我们就医时总是期待能获得治疗：尽管许多普通疾病具有自限性，但对于压力下的医生和期待中的患者来说，看诊总是以开具药品处方结束。

然后，就是医药集团的存在。为了追求所提供产品和服务的市场份额，各大医药公司形成了一个对临床实践予以支持的网络。其中一些确实有益。但是，公司都是追逐利益的。医学涵盖范围越广，可予以治疗的情况就越多，患者要求治疗的呼声就越高，利润也越大。结果导致医疗成本不可避免地上升，进而超出了我们的支付能力。

A 2012 年 7 月，在为期两天的医生罢工期间，患者坐在里斯本圣荷塞（Sao Jose）医院的候诊室。现代医疗保健费用、疗效期望和卫生专业人员利益之间的紧张关系使得医学成为一个全球性的政治热点。

B 一个商业化的中国健康在线平台——"平安好医生"的登录页面。医疗保健是一项巨大的全球性业务，但当患者为医疗服务付费时，就会产生有关公正性的重要问题：那些没有医疗资源的人就无法获得良好的医疗保健。

此外，人们还对医学产生了信任危机。对医患关系至关重要的信任现在正受到侵蚀。部分缘于人们对西医易犯错误这一认知的增加，部分缘于当今信息时代和专家型患者的兴起。但患者可能会迷失在现代医学这一高度专业化的领域里，其疾病经验消逝在生化科学的神秘语言中。

就西医发展的方向而言，这些并非不可避免。所谓益处和必要性，并非注定会带来这些弊病。曾经毫无疑问对我们有益的医疗，当然可以再次使我们获益，但是它必须进行改变。

医药集团（medical-industrial complex）
提供健康产品和服务的商业公司网络的总称。人们常常担心大型公司的营利行为对卫生服务的可持续性产生影响。

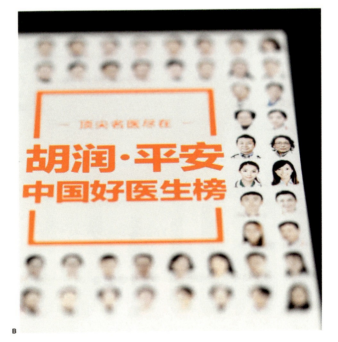

B

fig.14.

fig.15.

fig.17.

fig.16.

fig.18.

18.bis.

fig.22.

fig.21.

fig.20.

fig.19.

fig.23.

fig.27.

fig.25.

fig.26.

fig.24.

fig.13.

f.1.

f.2.

f.3.

f.4.

f.5.

f.6.

f.7.

fig.10.

fig.11.

fig.9.

fig.8.

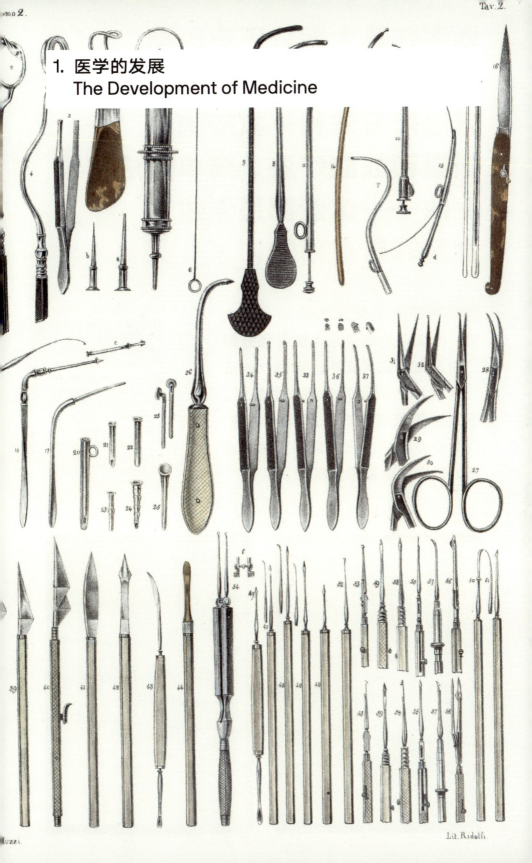

1. 医学的发展
The Development of Medicine

西医在其大部分历史时期
几乎完全无效——
其治疗方法和补救措施、
拔罐和放血疗法、简单疗法和
泥敷——这些都是无效
甚至非常有害的。

希波克拉底是无可争议的西医之父，希波克拉底誓言可能是西方最广为人知的医学文本。据说，一些医学院学生毕业时仍需以此宣誓，不过宣誓词应该对原文有所改编：在某些译本中，它包含禁止医生在病人家中引诱奴隶的禁令。

A 英国 11 世纪的微型画。右侧展示痔疮切除术；左侧展示通过切开和烧灼足部来治疗痛风。

B 许多早期的医疗干预虽然戏剧化，但几乎完全没什么用，例如《眼科手册》（*Ophthalmodouleia*）中格奥尔格·巴奇（Georg Bartisch）所做的这种拔罐疗法（1583）。

C 几个世纪以来常用的一种医疗方法——放血疗法，最终被证明是无效的。选自锡耶纳的奥尔德布兰迪诺（Aldobrandino of Siena）所著的《健康之书》（*Li Livres dou Santé*，13 世纪后期）。

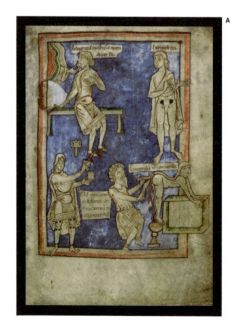

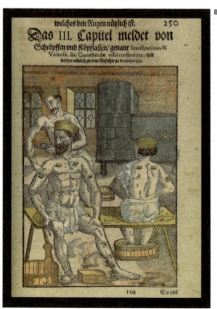

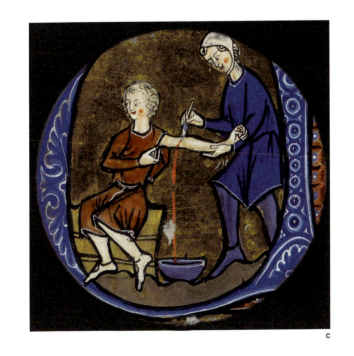

从希波克拉底起源直至 19 世纪中叶，医学不过是一种在观察患者是否会恢复健康的同时分散其注意力的方式。根据法国哲学家伏尔泰（Voltaire，1694—1778）的描述，医生是"将一些他们所知甚少的药物，投入到他们一无所知的身体中，来治愈一些他们也不甚了解的疾病的人"。从 19 世纪中叶开始，一部分情况发生了明显的变化。正如伟大的医学历史学家罗伊·波特（Roy Porter，1946—2002）所述："医学获得的显著地位只有一小部分源于其治愈病人的能力。一直都是如此，今天依然如此。"

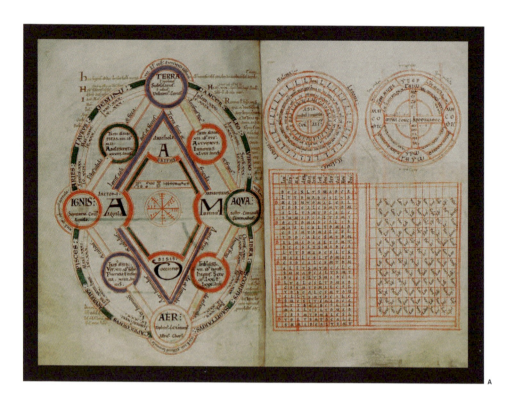

希波克拉底医学是自然主义医学。与古代近东的许多信仰系统不同，它并未从惹怒神灵、超自然干预或黑魔法中寻求疾病病因。健康和疾病都是可以观察和推理的自然现象。人类与宇宙其他部分遵循相同的自然规律，因此相应地可以被理解。

A 在《希波克拉底文集》中，健康是指四种体液的一种平衡，而健康状况不佳源于其不平衡。这张博特弗斯（Byrhtferth）的图表（来自12世纪的手稿）表明体液被视为宇宙自然秩序的一部分。

B 在中世纪，理发师不只剪头发，他们也是外科医生。正如这本《约克理发师协会手册》（Guild Book of the Barber Surgeons of York，1486）所示，中世纪的外科手术结合了解剖学、占星术和宗教。外科医生在手术前会计算月球的位置。

希波克拉底医学也是以患者为中心的整体医学。希波克拉底医生需要彻底了解患者是如何生活和工作的，他们吃了什么，喝了什么，以及所谓的"家族史"。治疗包括对患者个体进行仔细观察和研究：经验主义强于理论。

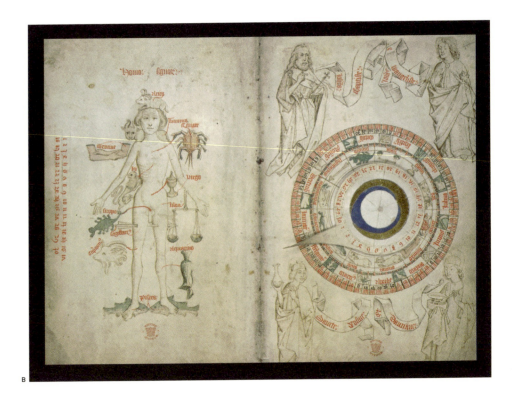

B

《希波克拉底文集》的核心是**体液学说**或 chymoi（译为果汁或汁液）的概念。体液可被认为是人体组织液——所有其他液体的本源。在"人的本质"（公元前 440—前 400，《希波克拉底文集》的一部分，但通常被认为是由波吕布斯所写）中这样写道："人体包含血液、黏液、黄胆汁和黑胆汁四种体液。这四种体液是体质的构成要素，会引发疼痛或带来健康。健康主要是指四种体液的强度和容量比例正确并调和良好的状态。当其中一种缺乏或过量，或在体内分离而未与其他体液相混合，就会导致疼痛。"

体液学说（humours）
根据理论，人体由四种体液——血液、黄胆汁、黑胆汁和黏液组成。每种体液对应一个元素——空气、火、土和水，并拥有相关特性——热、干、冷和湿。它们各自对应一个器官：血液对应心脏，黄胆汁对应肝，黑胆汁对应脾，黏液对应脑；各自对应一个气质类型：血液——多血质的人热情乐观，黄胆汁——胆汁质的人急躁易怒，黑胆汁——抑郁质的人忧郁多思，黏液——黏液质的人沉着冷静。

整体（holistic）医学旨在治疗人的整体，关注情感、心理和精神方面的健康。有时它与针对单个疾病的"对抗"医学互为对立面。

经验主义（empirisicm）
一种认为世界所有知识都源于感官的理论。随着实验科学的兴起，其将对世界的直接体验置于理论或权威之上。

患病期间对液体排出的观察，可能有助于体液医学的发展。感冒和腹泻时可见从体内排出过多液体，发烧时可见出汗和面色潮红。某些疾病会导致尿液和粪便发生变化。血液变干的过程中颜色会变深，直至完全变为黑色。体液医学提供的治疗模式简单却令人信服，直到 18 世纪才遭到强烈质疑，而直到 19 世纪才被取代。

尽管时间遥远、希腊解剖学知识匮乏、归于其名下的著作风格多变，希波克拉底仍然谈及了现代仍有争议的话题。他关注的是作为整体的人，而非孤立的疾病或功能障碍，这使他受到了"家庭医学"支持者以及补充和替代治疗师的拥护。

在《希波克拉底文集》中，我们也发现了关键的医学三角关系：医生、病人和疾病之间的关系。

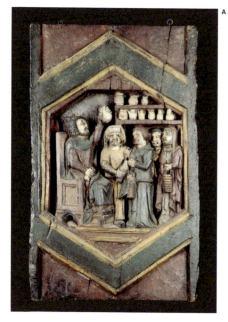

A

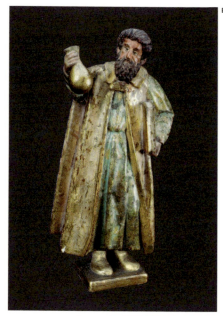

B

A 这个乔托（Giotto）的彩绘浮雕，展示了一名医生检查患者带来的尿液的场景。疾病对身体排泄物（如尿液和粪便）的影响可能促进了体液学说的发展。

B 这座木雕（1770—1850）展示了圣科斯马斯——药剂师、外科医生和牙医的守护神，正在进行尿检。据说，患者尿液可以提供有关其体液的信息。

C 尿轮，用来根据患者尿液的颜色、气味和味道诊断疾病。此图例来自乌尔里希·平德（Ullrich Pinder）所作的《医生真谛》（*Epiphanie Medicorum*，1506），用于诊断代谢性疾病。

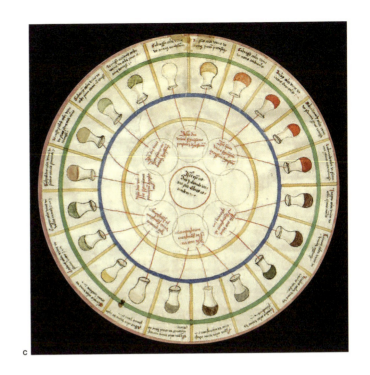

c

这种三角关系仍是医学的核心，三者的重要性却随着不同的医学时代而发生变化。今天，人们发现，对疾病的高度关注体现在过度专业化（将身体和精神分成越来越多的子专业）上，这使得医学失去了人性，也使我们自己的卫生和健康变得愈加陌生。"平衡"的概念，虽然在语义上具有弹性，但在现代医学中仍有其地位：我们谈论的是均衡的饮食、生物系统的均衡状态或一种动态的平衡。

佩加姆的盖伦（Galen of Pergamum）是古代第二医学巨匠。

盖伦是罗马帝国的希腊人，是一位多产而好斗的医学作家和哲学家。他是一位杰出的自我宣传家，同时也是斯多葛皇帝马可·奥勒留（Marcus Aurelius，121—180）的宫廷医师。他在一千多年的时间里一直是西方医学的最高权威。他对希波克拉底的遗作进行了系统化整理——大多数医生都是通过他才认识了希波克拉底——并将通过动物解剖获得的解剖学和生理学知识添加了进去。

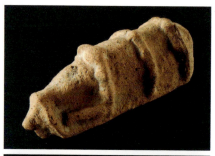

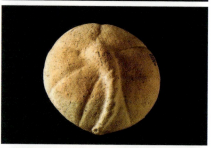

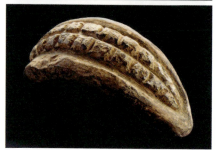

A

佩加姆的盖伦（Galen of Pergamum，公元129—216） 盖伦是继希波克拉底之后仅次于他的第二重要的医生。他为希波克拉底遗产的系统化和大众化做了大量工作。

A　在前现代欧洲，人们经常混合使用经验性治疗和宗教性治疗来医治疾病。罗马祭品（从上至下：气管、胎盘、牙齿和口腔）被那些寻求神性介入的人留在治疗圣地。这些生物祭品通常是疾病的发病部位，这种献祭是一种交感巫术。

B　罗马手术器械复制品陈列图。它们表明，除了求请神性介入，罗马医学通常也非常实用。

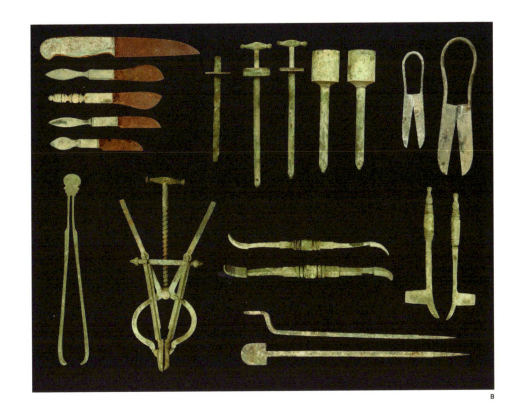

B

尽管使用解剖学来了解身体的运作方式会在后来对医学有着深远的影响，但在古代，人体解剖是一种禁忌：解剖人类尸体在古希腊和古罗马都被严令禁止，后来又被教会禁止。盖伦被迫大量借鉴动物模型，犯了不少错误。鉴于其权威性，这些错误的影响持续了一千多年。直到 14 世纪，人体解剖才开始变得越来越普遍，对人体内部运作机制的认识才开始发展起来。

中世纪，大多数欧洲人都是四处求医：向信仰治疗师、草药采集者、专家和家庭长辈寻求治疗。但医学界则在很大程度上专注于将伟大权威——希波克拉底和盖伦——的理论模型与人类疾病的混乱现实相印证。医生们认为，对盖伦学说的忠诚比从临床经验中学习更重要。结果，经验医学，即相信证据和经验提供了对世界真实认知的医学，愈加式微了。

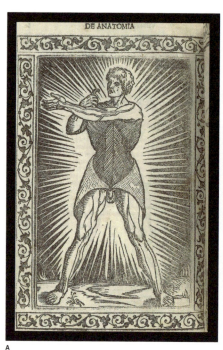
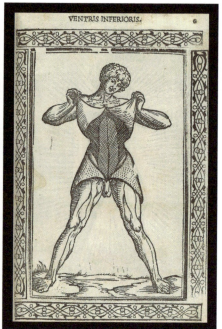

A

然后是文艺复兴时期。关于它的起源和时间的界定，学者们意见不一，但从 14 世纪开始，欧洲的思想生活发生了变化。从某种意义上说，文艺复兴涉及古希腊和古罗马权威与声望的回归，这部分得益于对古典文本的阿拉伯文版本的重新翻译。这是朝着闪耀的、半神迹般的西方文明起源的回归。然而，文艺复兴的另一个特点，是人们对现实世界充满了不可抗拒的好奇心。经验主义和对古典权威的崇敬一样，都是文艺复兴时期的支柱（经验主义一词起源于希腊语 empeirikos，指的是一名仅依靠证据的医生）。

A　尸检的禁令取消后，对人体的直接解剖观察挑战了盖伦的权威，人们的经验知识也大量增加。图为来自卡尔皮的贾科莫·贝莱恩伽里奥（Jacopo Berengario da Carpi）作品的解剖图（1532）。

B　安德烈亚斯·维萨留斯（Andreas Vesalius）出版的《人体结构》（the Fabric of the Human Body, 1543）一书，将解剖学确立为高级的经验医学，帮助推翻了盖伦的正统。

新的研究开始质疑古典权威只是时间问题，没有什么比打开人体并用图画展示它的这一行动更明显地证明了这一点。中世纪对人体解剖的禁令被置之不理。

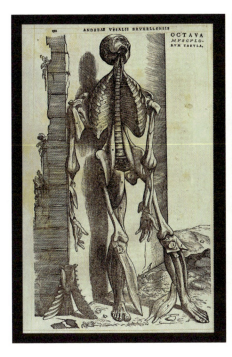
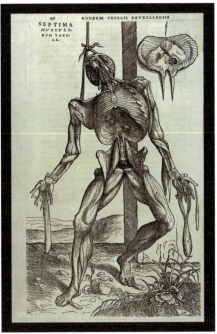

B

在 14 世纪之前，
人体解剖是不寻常的。

大多数解剖都在动物身上进行，在无可争议的盖伦的权威著作里，这被视为次级插图。大约在 1315 年，意大利医生、解剖学家和外科教授蒙迪诺·德·卢齐（Mondino de Luzzi，亦称 Mundinus，1270—1326）在博洛尼亚进行了第一次有记载的公开人体解剖。

人体解剖（autopsy）
字面意义是"去寻找自己"。源于希腊语 autos（自我）和 opsis（观看）。现指通过对尸体进行彻底的手术解剖，以确定死因或病理表现。

现代解剖学的真正创始人是比利时医生安德烈亚斯·维萨留斯（Andreas Vesalius，1514—1564），他著有《人体结构》（the Fabric of the Human Body，1543）一书。该书将解剖学确立为高级的经验医学，是几个世纪以来医学王冠上的宝石。尽管维萨留斯受盖伦影响巨大，但他已经开始超越盖伦这位大师，指出其依据动物尸体所犯的错误：人类的下颚骨是一块骨头，而非两块；人体肝脏没有五个分叶。经验主义正在发展。

如果说文艺复兴是连接中世纪和近代欧洲的伟大桥梁，那么文艺复兴晚期加速发展并延伸至启蒙运动的另一关键阶段就是科学革命，没有它，现代性是不可想象的。

其最引人注目的成就是天文学和宇宙学的发展，以及艾萨克·牛顿爵士（Sir Isaac Newton，1643—1727）的巅峰成就。这些都源自尼古拉·哥白尼（Nicolaus Copernicus，1473—1543）出版的《天体运行论》（*On the Revolutions of the Heavenly Spheres*，1543）。

科学革命不可避免地影响到医学领域，而这主要借助了化学和物理学的发展。瑞士医生帕拉赛尔苏斯（Paracelsus，1493—1541）便是一位先驱者。他比科学家更为神秘，他的影响有两个方面：摆脱古代权威的负累，通过现代原理确立医学；试图用化学来解释身体运作的方式，鉴别疾病并寻求治疗方法。他对尿结晶和肾结石在消化系统里来源的研究，是识别疾病化学起源的早期尝试。尽管帕拉赛尔苏斯矛盾重重，热爱神秘主义和秘籍，但他坚信实验和观察是通往真理的道路。他认为人应当自己去寻找真理。

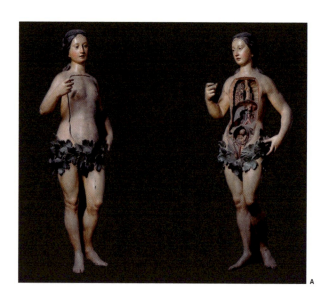

A　由于解剖所需人体供不应求，解剖模型（例如这个 17 世纪的夏娃模型）被开发出来，用来帮助学生和有兴趣的人学习人体解剖学的基本原理。尽管许多现代观众觉得将女性美丽的身体与暴露的内脏并置令人不安，但这些解剖模型在 18 世纪确实达到了异常复杂的程度。

B　直至 17 世纪，威廉·哈维爵士（Sir William Harvey）才明确断言，心脏是一个泵，它驱动血液在人体内不断循环。这幅二尖瓣图来自理查德·洛夫（Richard Lower）的《心脏治疗》（*Tractatus de Corde*，1669）。

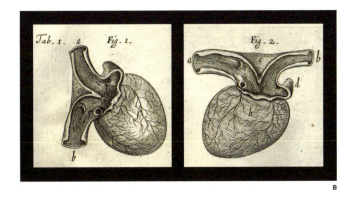

B

科学革命（the scientific revolution）
泛指欧洲近代早期的知识转型时期，其中出现了具有现代科学特征的调查理解方法。虽然其开始时间有争议，但人们常以哥白尼 1543 年的《天体运行论》的出版作为科学革命的开端。

医学领域也有相当于哥白尼天体论的事件，即英国医学家威廉·哈维爵士（Sir William Harvey，1578—1657）发现由心脏驱动的血液循环。通过解剖和直接观察，哈维推翻了盖伦共识。在划时代的《心血运动论》（*On the Motion of the Heart and Blood*，1628）中，他说："绝对有必要得出结论，动物体内的血液被推入一个循环并处于不停运动的状态。"人体就像天体一样，那些古人无法破解的秘密，正在现代科学的探索之下逐渐被揭示。

本体论上独立的（ontologically separate） 指独立于身体而存在的离散实体。该观念认为疾病以实体形态进入身体并让身体生病。一个明显例证是疾病的细菌论。本体理论与体液理论不同，后者将疾病视为体液失衡的表现。

随着研究的进展，出现了对疾病的分类。希波克拉底传统倾向于将疾病的产生归因于特定的个体、气质和环境，而新科学则日益将疾病视为本体论上独立的：区别于患者的离散实体。这一转变在后来产生了巨大的影响。

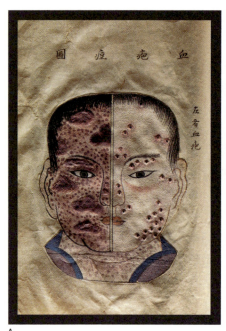
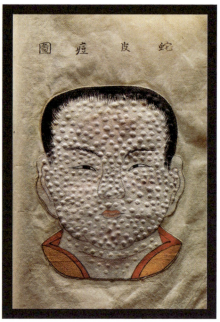

A

医学应聚焦于疾病实体，
还是关注患者对疾病的体验，
两者之间的紧张态势仍是
医学中诸多讨论的引爆点。

启蒙运动对分类的热爱在瑞典自然学家卡尔·冯·林奈（Carl von Linne）的作品中得到了充分体现，林奈即更为人所知的林奈乌斯（Linnaeus，1707—1778）。他用双名命名法对自然界的物种进行命名，这一成功促使人们将此分类法同样严格地应用于医学之上。18世纪见证了一系列疾病分类系统的发展——包括苏格兰医生威廉·库伦（William Cullen，1710—1790）和英国医生伊拉斯谟斯·达尔文（Erasmus Darwin，1731—1802）的分类系统。

尽管启蒙思想具有其乐观性和求知欲，但医学在治疗领域仍发展迟缓。

A　18世纪，人们对疾病的分类产生了浓厚的兴趣。这幅天花图来自日本神田根生（Kanda Gensen）的手稿（1720）。

B　肺结核是可怕的杀手，尤其与19世纪城市贫民窟的卫生条件差有关。这是塞缪尔·G.莫尔顿（Samuel G. Moreton）的肺结核图示（1834）。

例外的确存在——预防天花的疫苗、治疗疟疾的奎宁——但治疗疾病的工具柜仍然空空荡荡。解剖学已经揭示了人体功能运作的秘密，人们对疾病的理解也越来越深入，但令人恼火的是，治疗方法仍然难以捉摸。直到 19 世纪，以医院为基础的医学兴盛起来，对抗疾病的斗争态势才开始转变，朝着有利于人类的方向迅速发展起来。

1789 年法国大革命之后，西方医学的中心果断地移向了法国。革命政府开创了一种新型的、系统的、科学的、实践性的方法，其核心是巴黎的各大医院，它们的规模相当可观。19 世纪初，巴黎的医院拥有的床位（20000 张）比英国所有医院拥有的更多。大多数情况下，患者来自未受过教育且没有能力的城市贫民。医生可以获得大量临床病例，在这些没有人情味的机构中，这些病人很容易被当作临床资料。其中许多人所罹患的疾病都与城市的贫困和过度拥挤有关。传染病，特别是结核病和伤寒，属于地方病。

地方病
（endemic）
在某一特定地区、特定人群的稳定状态下出现的一种疾病，即可称为地方病。它与流行病（epidemic）不同，后者通常指一种疾病在较短时间内迅速传播至某特定人群中的大多数。

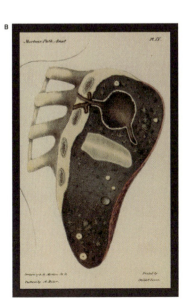
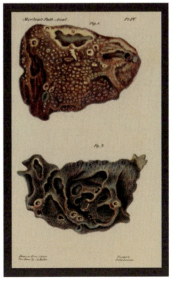

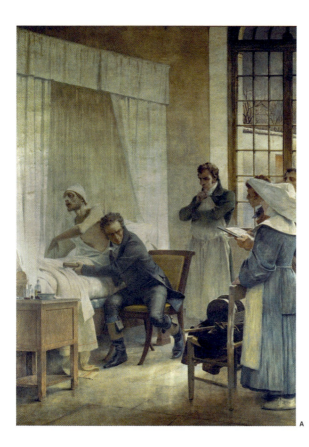

在现代医院兴起之前，临床接触常常发生在医生及其——几乎总是"他的"——病人之间。患者的病痛被视为是高度个人化的，也被视为患者与环境之间关系的一种表现。

那个年代的医者的任务便是询问解谜。

巴黎医学综合形成了一种极具影响力的新方法。其核心为病变，即病理变化引起的明确的生理变化。通过其可见的效果或在显微镜下直接可见，疾病成了一个新的客观性存在。医生被鼓励去寻找这些客观体征，而非依赖患者自述。生前被诊断的病人，死后经过尸检得到更多病理学表现的证实。在当时的法国医学界，太平间已经和医院一样重要。

是否具有统计学意义亦被加入病理学改变的鉴定标准之中。法国医院处理的病人数量庞大。患病的人数是如此之多，而人们对于发病机制所知甚少，由此，医院医学与启蒙运动的量化结合了起来，这使得对结果进行数字化评估成为可能。巴黎是现代临床试验的先驱。皮埃尔·路易斯（Pierre Louis，1787—1872）利用这些技术推翻了历时千年的一种主要治疗方法——放血治疗法。他证明了无论放血时机的早晚，放血量的多少，对于肺炎的发展皆无任何影响。

> 虽然在 19 世纪上半叶治疗的进展十分缓慢，但巴黎为现代诊断技术奠定了基础。这其中有三个基本要素。

首先是临床检查后的物理诊断。除了仔细观察外，通常涉及三种诊断手段中的一种或多种：触诊（触摸），叩诊（轻敲）和听诊。其次是采用尸检来识别病理学变化。最后是数值分析，大量的病人使得关于特定疾病的海量数据得以积累。

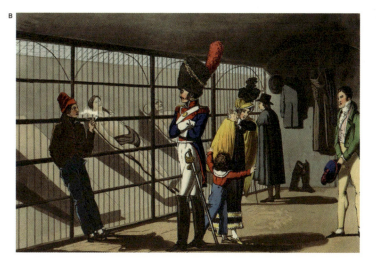

B

病理学（pathology）
对疾病的研究。来自希腊语 pathos（疾病）和 logos（话语）。病理学家是专门研究疾病的医生。病理学亦指疾病本身。

公共卫生（public health）最著名的定义是"通过有组织地努力来预防疾病、延长生命、促进健康的艺术和科学"。虽然此为一复杂而有争议的实践领域，但公共卫生指的是与卫生健康基本状况相关的医学分支。它关注的领域是人口的健康。

巴黎医学发展了尖端的临床技术，对疾病的病理学根源进行了识别与系统化，但它也付出了相应的代价。

医学越来越多地关注个体病理学而牺牲了患者的利益。疾病从遭受这些疾病的人和促使它们发生的环境中抽离出来。医生和他们通常没有受过教育的病人之间的权力不平衡而变得更为严重。医学逐渐和最具矛盾性的现代机构——医院融为一体。

A 居住在像格拉斯哥这样的工业城市的贫民，托马斯·安南（Thomas Annan）摄于1868。恶劣的卫生条件和营养状况是非常重要的致病因素，会导致令人震惊的健康问题。

B 19世纪90年代，雅各布·里斯（Jacob A. Riis）记录了纽约城市贫民窟的状况，那里的儿童死亡率是灾难性的。过度拥挤意味着传染病蔓延迅速。右图中租客的租金为5美分。

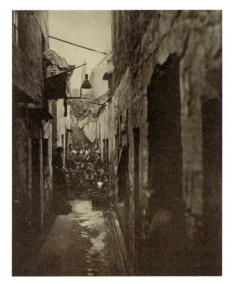

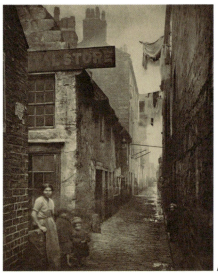

A

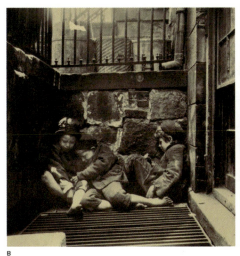
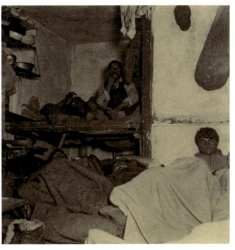

B

尽管临床医学转向医院是一个决定性的改变，但医疗领域最显著的改善却与公共卫生的变化相关：事关人口健康，而非个人健康。

19世纪工业城市在欧洲、美国和日本发展，大量农村贫困人口涌入城市（1750年，英国15%的人口居于城镇；1880年，这一比例增至80%），加上他们在脏得惊人的城市贫民窟集中居住，这些都导致了灾难性的健康后果。儿童和婴儿死亡率飙升；在某些地区，人口平均寿命低于20岁。营养不良、缺乏卫生设施、过度拥挤、工业事故和疾病造成了惊人的损失。佝偻病、伤寒、斑疹伤寒、肺结核、白喉、猩红热、麻疹、水痘，当然还有霍乱，都在工业贫民窟的污秽中滋生起来。1832年霍乱暴发期间，在伦敦就约有7000人死亡。1847—1861年间，霍乱在俄罗斯夺走了超过一百万人的生命。

除慈善事业外，还有强烈的动机促使权贵人士采取行动。在贫民窟滋生的疾病并没有留在贫民窟：它们威胁到了上流社会的生活。贫困、失业与健康状况不佳之间有着密切的联系，疾病给国家造成了沉重的负担。

1842 年，英国社会改革家埃德温·查德威克（Edwin Chadwick，1800—1890）发表了《大不列颠劳动人口卫生条件报告》（*Report on the Sanitary Condition of the Labouring Population of Great Britain*）。他将贫困所致的疾病归咎于不卫生的生活条件。他认同当时流行的 瘴气致病理论，即疾病缘于腐败和污秽散发出的恶臭。其解决方案为：排水、垃圾收集和清洁用水。

1854 年，外科医生约翰·斯诺（John Snow，1813—1858）在调查苏活区（Soho）暴发的霍乱时，在宽街（Broad Street）的水泵中发现了霍乱的源头。虽然疫情本身呈下降趋势，但当教区监护人移除泵柄后，病例数量依然明显下降。斯诺的理论得到了证实：霍乱是通过水传播的。和查德威克一样，斯诺要求对卫生设施和供水系统进行重大改造。1858 年夏天也带来了伦敦的"臭气熏天"。泰晤士河如此臭不可闻，简直就像一条露天的下水道，以至于尽管议会把窗帘浸透漂白粉液，但议程还是不得不暂停。最后，约瑟夫·巴泽尔杰特（Joseph Bazalgette，1819—1891）对下水道和泰晤士河堤岸的建设仓促地获得了资金支持，泰晤士河的流量得到了增加。

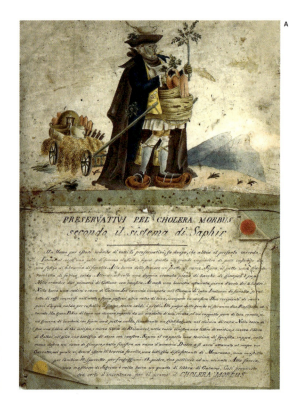

A

瘴气致病理论（miasmatic theory of disease）已经过时的理论，认为疾病缘于"坏的"或被污染的空气——亦称"夜气"——由腐烂的有机物所散发，已被细菌理论有效取代。

A 供水经常被人类粪便所污染而成为致命霍乱流行的源头。图中纽伦堡一名男子戴着各种庸医建议的补救和保护措施，以抵御1832年的霍乱疫情，这次疫情仅在伦敦就造成多达7000人死亡。

B 霍乱和其他传染病带来的灾难促使国家加强了公共卫生监督和控制。微生物学的发展是这一过程的关键部分。1849年，卫生总委员会公布了伦敦霍乱地图。

C 1858年伦敦的"臭气熏天"导致议会暂时关闭，并为一个巨大的新污水处理系统提供资金。图中是正在建设中的伦敦最大的北部排水沟，由约瑟夫·巴泽尔杰特（Joseph Bazalgette，右上）监督。

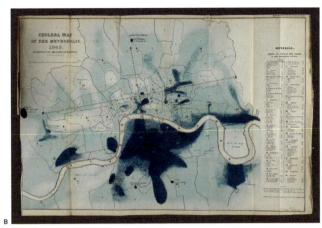

B

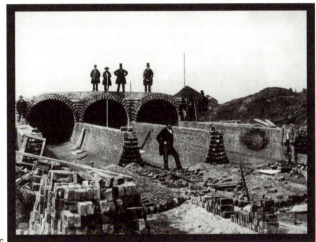

C

尽管有一些早期的公共卫生措施得以建成，它们通常零散且效果不明（通常是为了防治鼠疫的天灾侵袭，例如1770年奥地利和奥斯曼帝国之间建起的"防疫封锁线"），但完整的类似于现代公共卫生基础设施的工程从19世纪中叶开始在许多西方国家建立了起来，其中有些收到了相当的强制力推动。

健康越来越不只是个人问题——它受到国家的监督，必要时还需国家力量的介入。

到 19 世纪末，新的国家公共卫生结构从微生物学发展带来的影响中获得了一些正当性和大部分有效性。医学开始发挥它的治疗作用了。

认为疾病背后隐藏着不可见微生物的想法并不新颖。关于"微动物"（显微镜动物）和"病媒"（传染性物质）的讨论，早在它们被实验室鉴定之前就已存在。此外，预防天花的接种——在健康人身上引发一种轻微的疾病使之产生免疫力——可溯源至 10 世纪的中国。然而，直到法国的路易斯·巴斯德（Louis Pasteur，1822—1895）和德国的罗伯特·科赫（Robert Koch，1843—1910），许多常见疾病的微生物起源才开始被发现。

A

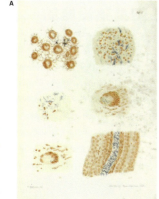
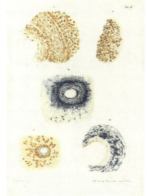
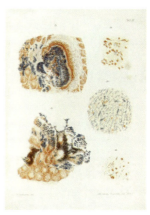

巴斯德是一名科学家而不是一名医生，他最初研究的是农业问题。他确定了使葡萄酒变酸的微生物，并证明将其加热到50—60摄氏度（巴氏杀菌）就可以解决这个问题。然后，他开发了一种禽霍乱疫苗：用"腐败"的微生物感染健康的鸡，从而引起免疫反应。他利用科赫发现的炭疽杆菌研制出了一种"减毒"疫苗，以对抗一种导致法国牲畜死亡的疾病。更值得注意的是他对狂犬病疫苗接种的研究。狂犬病的病原体是一种病毒而不是细菌，这种致病体在显微镜下是不可见的，所以他不知道自己要对付的是什么样的东西。巴斯德从这种疾病的症状中认识到它会攻击神经系统，于是他用兔子的脊髓研制出一种对动物有效的减毒疫苗，在1885年7月成功治疗了一名9岁的男孩并获得了极大的赞誉。

与此同时，巴斯德强有力的竞争对手科赫发现了结核病——一种长期归因于环境和体质的疾病——以及可怕的霍乱的病原体。他有条不紊的研究实践确立了细菌学这门学科并证实了疾病的细菌理论。在1879—1900年间，细菌学家确定了大多数严重传染病的病原体。

A 结核病（tuberculosis），即所谓的消耗性疾病，是19世纪最令人恐惧和最具象征意义的疾病之一。微生物学的革命性进步开始改变人们对主要传染病的认识。1882年，伟大的德国微生物学家罗伯特·科赫（Robert Koch）在《结核的病原学》（*The Etiology of Tuberculosis*）中发表了关于结核病病原学的研究结果。他确定了肺结核的致病因子：缓慢生长的结核分枝杆菌。这些插图来自其作品的1884年版。

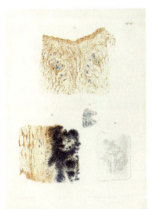
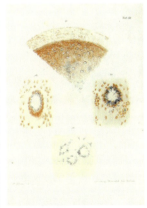
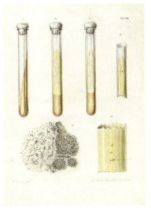

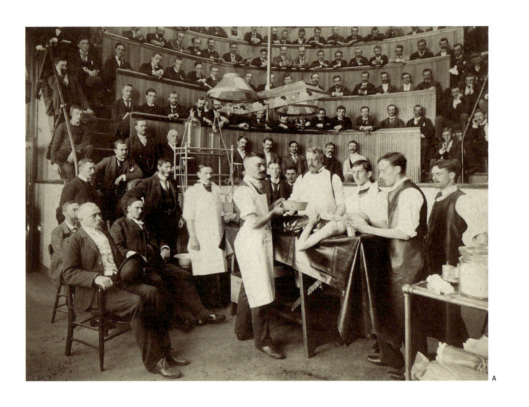

细菌理论改变了外科实践。

外科手术的历史不适于胆小者。在 19 世纪 40 年代麻醉剂问世之前，外科手术是残酷而痛苦的，且通常是致命的。如果病人没有因创伤而死，他们通常也会死于感染。尽管新的麻醉技术有助于缓解疼痛，但术后感染的死亡率仍然令人震惊。

根据巴斯德的研究，英国外科医生约瑟夫·李斯特（Joseph Lister，1827—1912）开始使用石炭酸作为消毒剂并且结果有所改善。随着造成感染的细菌来源被确定，抗菌剂的使用迅速被无菌术取代：使用消毒设备和卫生方法，尽可能地消除细菌。尽管外科手术发生了转变，摆脱了其低微的地位，到 19 世纪末还获得了一些成就，但仍然颇受争议。手术的死亡率很高且术后并发症显著。手术基本上不受管制，一些外科医生轻率地把肠段切除作为便秘治疗的"良方"。在 20 世纪早期，扁桃体切除术成了治疗儿童反复感染的有效办法。尽管具有一定风险，但手术还是成为了人们默认的干预措施。

对细菌理论的最终贡献来自细菌学家亚历山大·弗莱明（Alexander Fleming，1881—1955）对青霉素的分离。这是一次偶然的发现。弗莱明一直在研究葡萄球菌，这种细菌会导致败血症和肺炎等感染的微生物。1928 年度假回来之后，他注意到实验室的培养皿上有一个霉菌菌落，并破坏了葡萄球菌。这就是青霉素的发现过程。

然而，直到 10 年或更久之后，随着澳大利亚人霍华德·弗洛里（Howard Florey，1898—1968）及其牛津大学团队工作的进展，青霉素的治疗效果才开始被认识到。1941 年，弗洛里提取了足够的青霉素给一个在修剪玫瑰时感染了败血症的警察病人做了试验。几天之内他就开始好转了——尽管不幸的是，青霉素用完之后他就去世了。青霉素的生产转移到美国之后取得了非凡的成果：细菌感染率大幅下降。严重且常致命的感染，如肺炎球菌肺炎，细菌性脑膜炎和心内膜炎等可以被治疗了。

肺炎不再是致死的疾病。

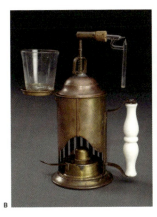

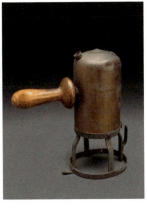

A 现代医学如果没有手术所取得的成就是不可想象的，图中在 1890 年的巴黎医学院的手术演示厅中正在进行示范。然而，治疗的进展依赖于如麻醉等其他领域的改进。

B 直到开始使用消毒剂，手术死亡率才得以下降。图中是一个带有玻璃喷嘴的早期消毒喷雾器。

C 约瑟夫·李斯特设计的蒸汽消毒喷雾器，用石炭酸对手术室中的每个人和所有物品进行消毒。

疫苗的全部治疗效果也显现了出来。利用科赫和巴斯德的研究成果，科学家们尝试对一些世界上最致命的疾病进行治疗，并取得了显著成果。能进行疫苗接种的疾病就像一个灾难列表：脊髓灰质炎、流感、脑膜炎、白喉、肝炎、麻疹。几乎怎么夸大这些治疗进展的影响都不为过，其挽救的生命不可胜数。医学创造了伟大的奇迹。

诊断法被加入了治疗学。

1895 年，德国物理学家威廉·伦琴（William Röntgen，1845—1923）首次发现了 X 射线，它被迅速地用到了诊断上并且其精密度也在稳步提高。到 20 世纪 20 年代，胸部 X 光检查已成为常规。到 20 世纪 60 年代末，X 射线与计算机技术相结合，通过新的计算机轴向断层扫描（CAT）提供内部解剖的三维图像。

精神疾病的治疗也首次取得了进展。

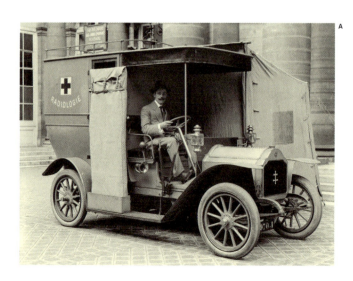

A　X 射线被迅速地用于诊断，使医生能够获得对密度更大的身体内部结构（如骨骼）的更直接的观察。此处所见为 1913 年法国移动式 X 光机。

B　20 世纪，人们首次涉足精神疾病的治疗，这是医学中迄今仍然晦暗不明的领域。一些早期的干预措施，如电击疗法，一直存在争议。图中一名男子正接受电疗治疗神经痉挛性震颤。

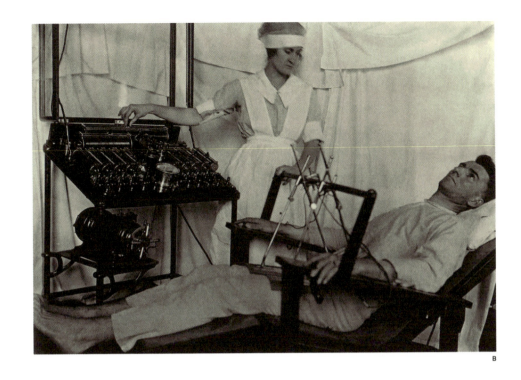

B

1949 年人们发现了锂：一种强效精神药物（能改变情绪或思维），可用于治疗抑郁症和双相情感障碍。更具争议的是，在 20 世纪 50 年代，氯丙嗪等第一代抗精神病药上市。虽然这些药物有效地控制了一些主要的精神障碍症状，但也导致了严重的神经肌肉副作用，如帕金森症：表现为颤抖、动作迟缓、僵硬和面部表情丧失。

计算机轴向断层扫描（CAT） 利用多角度 X 射线对人体内部结构进行三维成像，然后由强大的计算机进行数据整合。能显示普通 X 射线不可见的软组织结构。

1955 年，霍夫曼 - 拉罗氏公司（Hoffmann-la Roche）的一位化学家偶然发现了后来在 20 世纪 60 年代处方最多的抗焦虑（减轻焦虑）药物家族——苯二氮卓类药物。1960 年，罗氏制药首次将该药物以利眠宁为商品名推向了市场，安定（地西泮）在 1963 年上市，并成为有史以来处方量最高的药物之一。然而，随着苯二氮卓类药物的使用，早期对治疗效果的乐观预期被对其严重依赖性和副作用的担忧所取代。

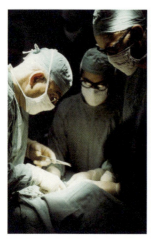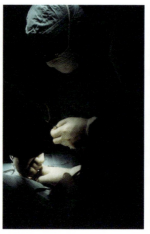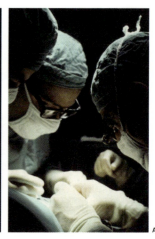

A

第二次世界大战后，外科手术也发生了变化。1954 年，首次成功的器官移植——一颗肾脏——发生在美国波士顿。因该例器官移植在同卵双胞胎间进行，故无须免疫抑制。然后在 1967 年，南非外科医生克里斯蒂安·巴纳德（Christiaan Barnard，1922—2001）进行了首例心脏移植。尽管病人路易斯·沃什坎斯基（Louis Washkansky）只活了十八天，但巴纳德的第二例病人菲利普·布莱贝格（Philip Blaiberg）却活了将近两年。

表面上看，医学的技术性力量似乎是无限的。医学仍然受到启蒙运动黄金时代乐观精神的鼓舞，并且已经解开了 DNA 的秘密。通过强大的诊断工具、双盲随机对照试验和大数据分析能力的支持，医学的治疗范围似乎是无限的。甚至人类心灵的巨大奥秘也正被神经科学及其神经成像技术所揭示。

有人提到了惊人的长寿，
甚至永生。

但老问题依然存在，而新问题正以令人恐惧的速度浮现。生活方式疾病，如肥胖、糖尿病、某些癌症、心脏病等已经取代传染病成为主要的健康杀手。

A 继麻醉术和无菌术之后，抗生素进一步改善了手术效果。对免疫系统知识的增加和免疫抑制药物的发展打开了移植的大门。这些图片来自 1967 年美国纽约布鲁克林玛摩利医院的首次心脏移植。

B 20 世纪 60 年代，心脏外科取得了非凡的发展。患有诸如动脉粥样硬化（即动脉内形成斑块）等心脏病，不再等于被宣告死刑。图中为美国外科先驱迈克尔·狄贝基（Michael DeBakey）博士正在做手术。

免疫抑制（immune suppression）此处指有意和有针对性地用药对身体的免疫反应进行抑制，以防止移植器官的排斥反应。艾滋病和淋巴瘤等疾病也会抑制我们的免疫系统。

神经科学（neuroscience）对神经系统的科学研究。它是一个多学科领域，旨在了解神经元、神经回路的特性及其对健康、人类社会和文化的影响。

B

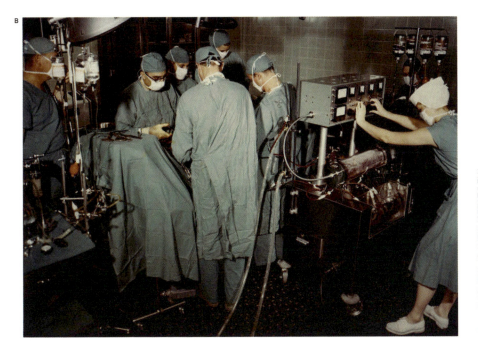

这些疾病不再是分散的外部因素或"细菌"所致，它们往往会对治疗产生抗性，是对我们生存的环境和所选择或被迫的生活方式的病理性反应。尽管我们在医药上投入了大量资金——在 2015 年为 7.6 万亿美元，约占全球 GDP 的 10%——但 19 世纪末 20 世纪初取得伟大飞跃的医学如今却步履蹒跚。

1948 年英国国民健康服务体系（NHS）建立时，有人认为，一旦解决了我们健康问题的主要来源——当时被认为是传染病——对卫生服务的需求就会下降。而在全球范围内，情况完全相反。

自相矛盾的是，我们变得越健康，所需的健康和医疗保健就越多，我们就越加焦虑。除此之外，治愈许多疾病——精神分裂症、阿尔兹海默病（老年痴呆症），甚至是简单的普通感冒及其恶毒的表亲流感——似乎仍然遥不可及。早期的成功已带来意想不到的结果。长寿使老年性疾病大量增加。我们能确定医学正朝着正确的方向发展吗？

表观遗传学（epigenetics）研究基因表达的可遗传性变化，与基础 DNA 序列的任何变化无关。它研究了开启或关闭不同基因的生物学机制。

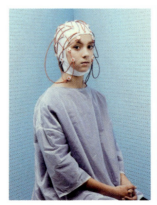
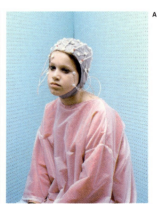

A

更多的知识揭示了更大的复杂性。尽管人们对人类基因组测序表达了乐观的态度，但其治疗成果微乎其微。很少有疾病是单基因的表达引起的；许多最令人不安和最具破坏性的疾病，如抑郁症，更像是基因、环境、教养和运气的综合性相互作用。表观遗传学的新研究表明，环境因素可以触发某些基因的表达，而且这些变化是可遗传的。我们不仅仅是自己 DNA 的机械性表达。现在是时候缓和一下我们崇尚技术且成本高昂的乐观情绪了吗？

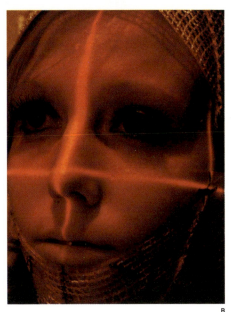

B

医学界曾将全部注意力集中在对抗传染病的战争中，但现在的情况却不那么确定了。如果长寿会导致衰老、多病并发和自理能力的灾难性丧失，那么医学是否应该不惜一切代价让我们活着，而不管我们的生活质量如何？鉴于不断膨胀的成本，不断扩散的意外后果以及弊总是大于利的可能性，我们迫切需要问这样一个问题：当今医学的目的是什么？

A　神经科学的进步已经进入了最终的医学前沿——人类的大脑。研究结果令人神往，但是直接在脑内进行医学干预的可能性引发了伦理问题。图为十几岁的女孩戴着用来检测大脑活动和神经通路的传感器帽。

B　很少有现代疾病像癌症一样令人如此恐惧。尽管许多人的寿命有所延长，但癌症仍然是致命的杀手。图为在交叉激光的精确瞄准下，用中子束治疗癌症。

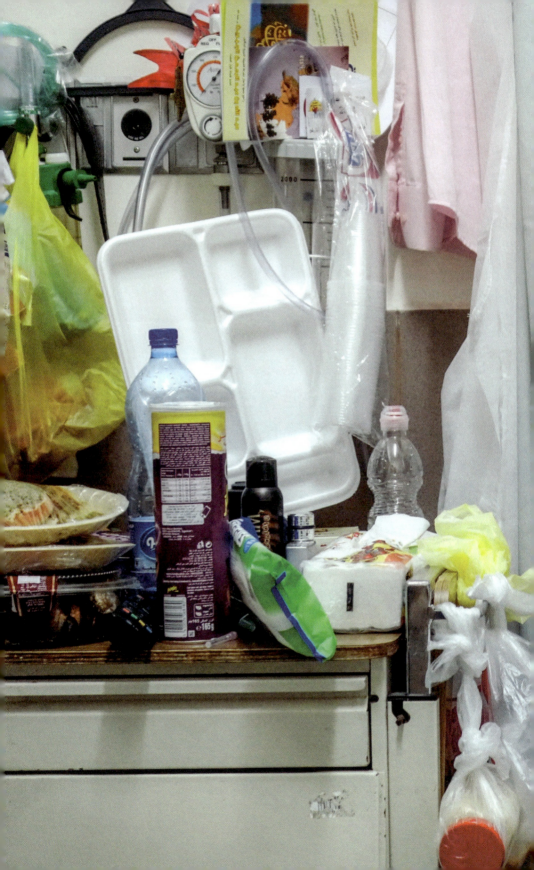

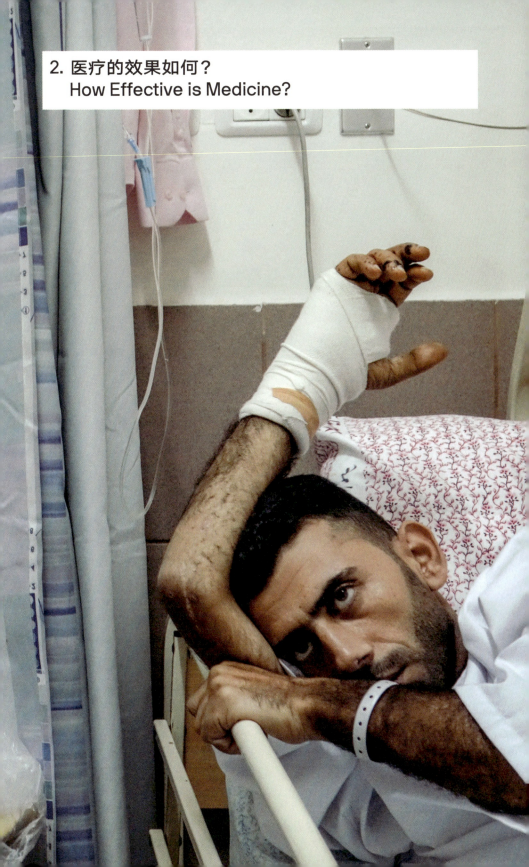

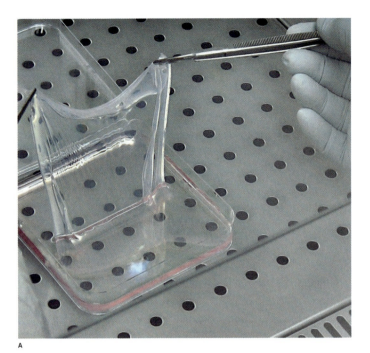

A

2015 年，德国的医生正准备对一名垂死的叙利亚男孩进行姑息治疗。他患有接合型大疱性表皮松懈症，这是一种可导致皮肤脆弱和起水泡的罕见遗传病。除了大腿上的一小块，他已经失去了整个皮肤表面。所有可用的治疗都失败了，他只能用吗啡来控制疼痛。一组意大利医生尝试了一种实验性的基因治疗。他们从男孩剩余的皮肤上取下表皮细胞，并用病毒纠正了一种名为 LAMB3 的缺陷基因。他们在实验室培养了新细胞群，这些细胞发育成了转基因皮肤并几乎足以覆盖男孩的整个身体。经过两次手术，医生将这些皮肤移植到了男孩的身体上。不到一个月，移植物就开始起效了。新皮肤含有干细胞，使得移植的皮肤能够自我更新和自我维持。两年后，这个男孩重返校园并且还能踢足球了。他不需要药膏或药物，因为皮肤是由他自己的细胞制成的，所以无须用药来抑制排斥反应。

人们很难不对这肃然起敬。虽然遗传医学一直在努力实现其早期对治疗效果的宣传，但这是本着早期英雄式创新的精神：拯救一个人的生命，给予数百万皮肤疾病的患者以希望。

但还有另一面尚需考虑，比如正在美国缓慢发生的公共卫生灾难。药物过量，主要是处方阿片类药物或其非法替代品，现在是美国 50 岁以下年龄人群的主要致死因素。

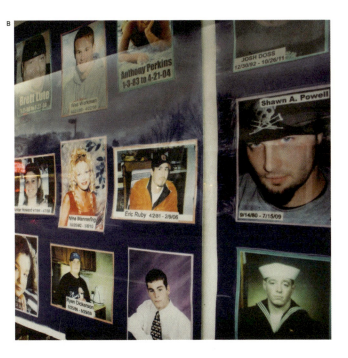

A　图为正在实验室里生长的一块基因工程皮肤片，它被用于治疗一种导致皮肤起泡的罕见遗传疾病。现代遗传医学有望在治疗技术上取得非凡的进展。

B　图为俄亥俄州药物滥用和暴力受害者纪念墙。尽管某些医学领域取得了巨大的技术进步，但美国阿片类药物成瘾导致的死亡已经拉低了这个世界上最富裕国家的平均寿命。

2015 年，每天有 142 例药物过量致死事件发生，全年总计 5.2 万起，其中大部分涉及阿片类药物成瘾。2016 年，这一数字跃升至近 6.3 万，平均每天超过 170 人，这一数字超过了车祸和枪击事件致死人数的总和。

这是一个复杂的故事，有许多参与者和多重原因，但毫无疑问，具有高度成瘾性并被积极营销的处方止痛药是早期的重要推手。当前阿片类药物流行的起源几乎可以肯定地追溯至 20 世纪 90 年代中期，当时美国制药公司正在推广合法的麻醉剂，特别是缓释半合成阿片类药物奥施康定（OxyContin）。在一场复杂且利润丰厚的营销活动的支持下，医生大力推广奥施康定作为治疗各种疼痛的补救措施。他们向患者保证它是安全的，但事实并非如此。尽管奥施康定已被大量使用，但其实它具有高度成瘾性。当成瘾问题最终得到承认而被限制处方时，人们转而投向黑市去购买芬太尼——结果是致命性的。到 2015 年，超过 200 万美国人对阿片类药物成瘾，9750 万人（占总人口的 36.4%）在使用处方止痛药。

身体疼痛和心理痛苦
都是人类生命中的常客。

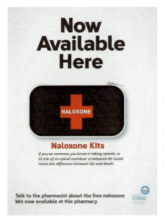

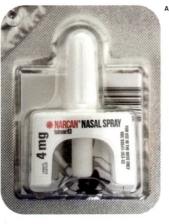

A

芬太尼（fentanyl）一种强效的合成（实验室制造的）阿片类药物，化学结构类似于吗啡，但其药效是吗啡的 50—100 倍。它是治疗重度疼痛的一种处方药，常用于术后镇痛。

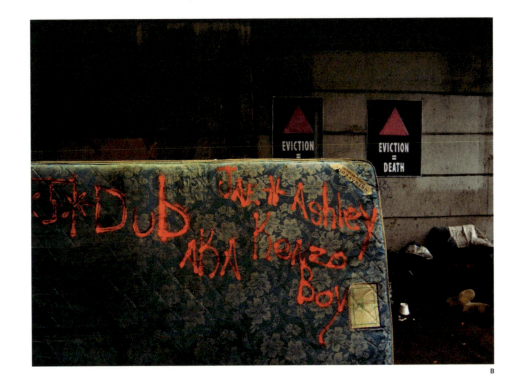

B

A 2018 年，美国卫生部部长发布了公共卫生
咨文以鼓励更多人携带和学习使用纳洛酮
（Naloxone）。该药物可由注射或鼻腔喷雾
给药，用以在急救人员到达之前缓解阿片类
药物过量的症状。然而，令人担忧的是纳洛
酮成本的增加。

B 无家可归者，包括在费城收容所的这些人，
受到了美国阿片类药物泛滥的影响。贫困、
健康不良和卫生服务的系统性障碍都会造成
伤害。

止痛药在人类文化中受到高度重视的原因显而易见。但止痛药不具有治疗作用：它们不能治疗潜在的问题或疾病，它们只能缓解疼痛症状。自然界很少有免费的午餐。

与大多数医疗干预一样，止痛药也有意想不到的副作用。例如，阿片类药物具有众所周知的成瘾性。好的医疗会在干预的利弊之间寻求一种积极的平衡。

医疗是人类活动和经验的一个复杂领域——从某种程度上说，评估其有效性是一种挑战。

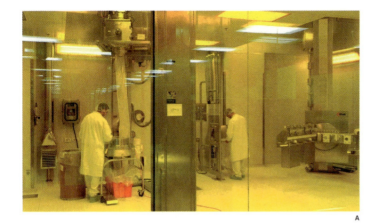

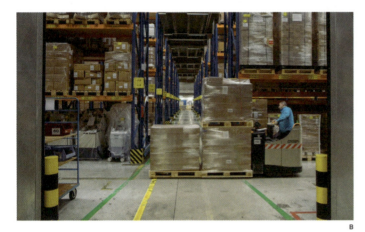

有些治疗方法有时对某些人非常有效。对一个人有效的某些药物对另一个人可能无效甚至有毒性。但美国阿片类药物危机揭示了正将医疗推向危险方向的几个因素。

其中一些，如不良的处方行为，是医疗领域的内部事务，并可以从内部修复。其他的问题则并非如此。例如患者的期望，部分是因为医疗的成功，另一部分是由于社会对不断增加的幸福的期望，人们求助于医疗来摆脱痛苦，但几乎不考虑它的性质或起源。

强大的公司，特别是制药公司，认识到满足这些期望能带来的巨大利润。医生们想减轻病人的痛苦是可以理解的。在私人自费医疗中，这件事收益丰厚且会出现严重的利益冲突。如果一个病人想要一种强力止痛药，而医生开具处方后又会获得相应报酬，那么他显而易见地会倾向于开具该处方。医生时间紧张加上病人期望获得治疗也会促进处方用药。

如果一位医生建议采取保守治疗，让患者坚忍地接受疼痛，并警告说药物迟早会导致比疾病更糟的后果，那他无异于逆流而行。

尽管阿片类药物成瘾令人恐惧，但一场更加令人不安的全球性医疗灾难正在逼近：抗生素耐药性。

c
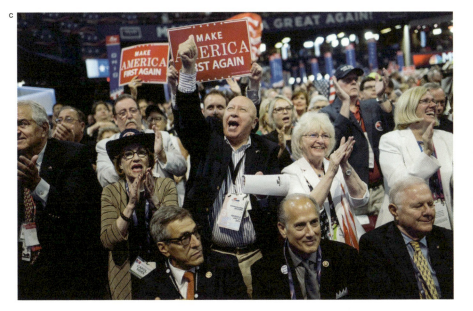

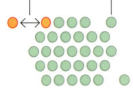

耐药菌　　　正常菌

耐药菌分裂　　正常菌

耐药菌持续增殖

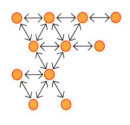

耐药菌

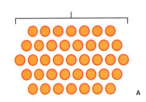

A

在某种程度上，这是一个自然过程，是细菌及其针对性抗生素之间不断的达尔文式进化（Darwinian struggle）的结果。细菌在自然界中发生随机突变，其中一些突变带来了耐药性，一些细菌也能从其他细菌处获得耐药性。但大范围药物滥用，包括过量处方、在牲畜中的大量使用以及患者对处方的依从性问题，正在加速这一进程。超级细菌，如耐甲氧西林金黄色葡萄球菌（MRSA）或多重耐药微生物正在出现，这使得住院患者面临难以治疗的严重感染风险。

A 细菌作为一种繁殖速度极快的生物体，可以迅速对抗生素产生耐药性。滥用抗生素加剧了这种自然过程。我们曾经认为几乎已经根除的疾病正在复发。

B 随着维多利亚时代杀手细菌的变异，抗药性结核病正威胁着全球健康。图左的培养皿中，抗生素附近未见细菌生长。图右的培养皿中，耐抗生素的细菌正在生长。

可悲的是，我们看到了一种被认为局限于维多利亚时代病史的疾病——结核病——正卷土重来。这部分缘于自然选择：那些不屈服于抗生素的细菌菌株幸存了下来并开始繁殖。但这也是治疗不善和患者对药物治疗缺乏依从性的结果：结核病的治疗可能是漫长而有药物毒性的。对一线治疗耐药的结核菌株——即多药耐药性结核杆菌（MDR-TB）——正在出现。更令人担忧的是对二线治疗耐药的菌株，即极耐药结核杆菌（XDR-TB）。

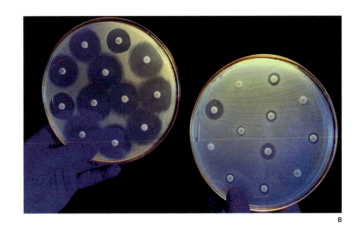

耐甲氧西林金黄色葡萄球菌（MRSA）是一种细菌，有时被称为"超级细菌"，对许多一线抗生素耐药，因此难以治疗。虽然它可以自然无害地存活于皮肤上，但对于那些已罹患疾病的人来说极具危险性。

市场失灵（market failure）一个经济学术语，指自由市场中资源配置效率低下的一系列情况。这包括客户货物需求量与供货商货物生产量不一致的情况。

抗生素危机也是医药**市场失灵**的一个潜在破坏性例子。大多数制药公司不再从事抗生素研究，过去 40 年内只有两类新抗生素上市。

抗生素只需短期服用，而他汀类药物通常需要终身服用，因此他汀类药物对制药公司具有长期的投资回报。由于抗生素只应用于危及生命的紧急情况，故而其价格往往会被迫下降。因其易产生耐药性，故其货架保存期短。对制药公司来说，对抗生素进行投资就是没有经济效益的。

在评估药物的有效性时，每日用药的依从性和不可避免的不确定性同样值得关注。不行医的人很少知道所有的医学主张是多么不确定，尽管其号称是科学。比如两种常见疾病的治疗：前列腺癌和背痛。

前列腺癌是男性最常见的癌症。2012 年，全球范围内记录的病例超过 110 万例：约占男性新发癌症的 15%。马提尼克岛的发病率最高，其次是挪威和法国。英国和美国每年分别约有 10000 人和 30000 人死于前列腺癌。

前列腺癌通常通过初始前列腺特异性抗原血液测试来鉴别，通过活组织检查确诊。一旦发现癌症，有如下几种措施可以采取：监测或观察等待（无须积极治疗）、手术切除前列腺（前列腺切除术）、激素治疗或某种形式的放射治疗。有时会同时采取多种治疗方法。困难在于确定哪种前列腺癌会危及生命。许多男性去世时罹患了前列腺癌，但是并非死于前列腺癌，目前尚无可靠方法来区分侵袭性肿瘤和惰性肿瘤。放射治疗和前列腺切除术都有潜在的严重副作用，包括肠道问题、尿失禁和阳痿（由于担心过度治疗，许多国家都避免对前列腺癌进行常规人群筛查）。医生和患者因此处于困境。鉴别前列腺癌的方法是较为简单直接的，尽管进行活检并不是无痛和无风险的。然而，在确诊后，治疗方法却是极为不确定的。对许多人来说，被诊断为癌症是很可怕的，他们会选择激进疗法来消除它。但在许多（并非所有）情况下，这意味着不必要的治疗和令人不快且持久的副作用。

大多数治疗决策都是在不确定性中做出的。

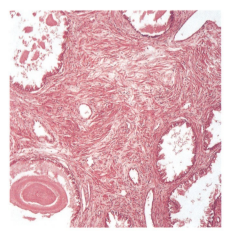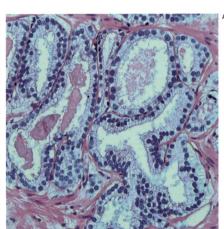

A

A 前列腺癌是一大杀手，图中光镜照片显示了它给医生和病人带来的治疗难题。目前尚无法确定哪些前列腺癌会危及生命。鉴于治疗会产生严重副作用，最佳治疗方案仍无法确定。

B 尽管我们对现代医学的期望日益增加，为满足这些期望而发展出的技术也越来越昂贵，但回报在减少。许多接受前列腺癌治疗的患者，包括如图中一样接受外线束放疗的患者，可能并没有受益。

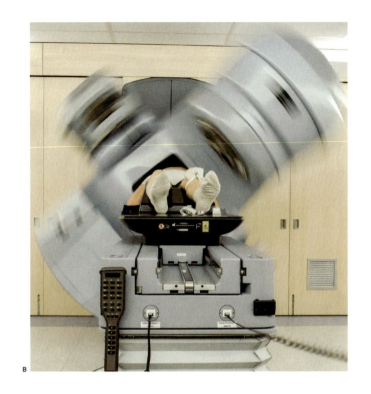

B

人群筛查（population screening）对特定人群（通常是无症状人群）进行的系统检测，以确定需要直接治疗或进一步检查的疾病病患。

核磁共振成像（MRI）一种利用强大磁力和无线电波产生身体内部细节图像的扫描。与 X 射线不同，它不使用电离辐射，因此风险低得多。

现在来看看用于诊断背痛的**核磁共振成像（MRI）**。背痛是世界上最主要的致残病因之一。虽然 MRI 扫描几无风险，并可以直接且完美地显示脊柱的细节，但其昂贵而耗时，且在许多（或者说大多数）背痛病例中，几乎完全没有用处。大多数背痛是非特异性的，即根源未知的委婉表达。MRI 扫描对此全无助益。脊柱易受自然磨损。随着年龄的增长，我们的脊椎会发生变化，就像我们的皮肤失去弹性、头发变白并失去光泽一样。脊柱 MRI 扫描可能会揭示这些变化，但无法表明其是否为疼痛来源。一项对无背痛的健康人进行的 MRI 扫描在 87% 的扫描样本中发现了异常。

该问题不局限于背部疼痛和脊柱扫描。我们的身体并不完美，它会随着年龄的增长而发生变化。近年来，直接面向客户的商业化诊断检查——从用于识别风险因素的 DNA 测序，到检测脑部癌前病变的脑部扫描——得到了广泛应用。但这些信息很少能够确认显著的临床变化。如无专家对这些检查的发现进行专业性解释，它们就可能会导致焦虑。没有什么比异常状况的"科学"证据或核磁共振扫描中明显的威胁性阴影和形状更容易引起人们担忧了。除了焦虑，这些检查所见还可能导致进一步的昂贵而不必要的诊断检查。接下来，这些检查可能导致不必要的治疗以及副作用风险。

正如我们将在第 3 章看到的，导致过度诊断和过度治疗的不仅是不确定性和焦虑，疾病的定义正在被扩大，诊断阈值也在降低。更多人被确诊为疾病前期或病前状态，并成为早期干预的目标。这可能是一件好事。对于危及生命的潜在疾病，可以早期发现并予以治疗，但也可能发现确无致命性也无症状的状况。过度诊断是有害的。它给健康人贴上"生病"的标签，使其面临不必要的治疗，并浪费了用于他处会更有利的医疗资源。

A

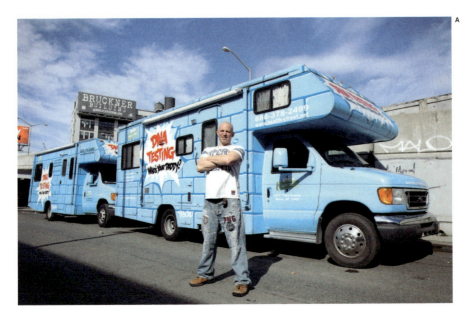

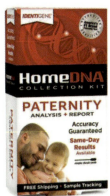
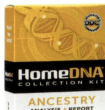
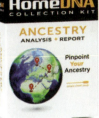
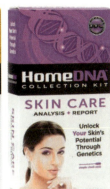
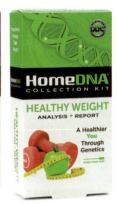

B

用药过量被定义为治疗增加而无健康收益的医疗活动。

过度诊断和过度治疗的典型案例是甲状腺癌。在 2013 年发表的一篇严谨的研究性文章中，美国卫生保健研究人员胡安·布里托 (Juan Brito) 和他的同事发现在过去 30 年中，随着诊断性技术变得越来越精细，乳头状甲状腺癌的检出率增加了两倍，而死亡率完全没有相应的变化。

DNA 测序（DNA sequencing） DNA 分子中四个化学基团的精确序列鉴定。提供有关特定 DNA 链或片段中携带的遗传信息的信息。

A　企业家杰瑞德·罗森塔尔（Jared Rosenthal）在 2010 年建立了一个移动式 DNA 测试车。直面客户诊断的爆炸式增长意味着我们可以更多地了解自己的潜在健康状况。这些信息中有多少可以转化为有意义的临床发现则不那么确定。

B　这些家庭 DNA 检测试剂盒披露的信息可能需要谨慎的医学阐释。信息太多并不总是更好。测试会导致过度诊断和昂贵而不必要的治疗。

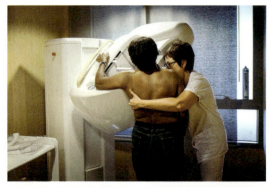

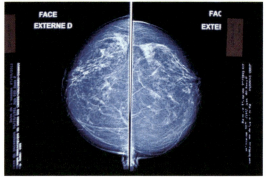

FACE
EXTERNE D

FAC
EXTEI

A

随机对照试验（RCT）将若干人随机分为两组或多组来测试干预的研究。一个组有干预，另一组即所谓的比较组或对照组，有替代干预、安慰剂或根本无干预。据称 RCT 是药物或其他医学干预临床试验的"黄金标准"。

栓塞（embolism）动脉阻塞，通常由血块或气泡引起。如果栓塞阻碍血液流向主要器官，则可导致严重疾病或死亡。

制药公司和医疗器械制造商等商业参与者对扩大疾病的类别有着浓厚的兴趣。2014 年，澳大利亚卫生记者雷·莫伊尼汉（Ray Moynihan）及其同事研究了来自美国和国际指南小组的十六份出版物，其中定义了美国十二种常见疾病的诊断标准。在 2000—2013 年出版的十六份出版物中，有十份扩大了定义，一份限制了定义，五份影响不确定。平均 75% 的专家组成员与相关行业有联系，其中十二个专家组由与公司有关联的人担任主席。

人口筛查也会导致过度诊断和不必要的治疗。筛查是针对特定疾病、特定人群（通常无症状）的系统性检测。它可以识别出有严重患病风险（如癌症）但尚无症状的人。但人口筛查也有缺点。筛选测试精确度不一。既可能给出假阳性结果，也可能给出假阴性结果，导致健康人被误诊为患者。它还可能导致过度治疗，接受治疗的这些人可能永远不会发展到具有显著临床症状。

近几十年来，医学界通过强烈呼吁采用循证医学来应对不确定性。来自随机对照试验（RCT）的证据应该取代对传统和理论知识直觉（临床医学的历史支柱）的依赖。

人们已经取得了一些成功：循证指南显著改善了哮喘的治疗和术后栓塞的预防。但随机对照试验通常适用于单一疾病，不适用于那些有复杂合并症的疾病。而在现实生活中，合并症是司空见惯的，所以随机对照试验对临床实践到底能有多大帮助？过分热心地应用临床指南可能意味着临床医生最终只是处理统计平均值患者，而非个体化患者。制药公司经常设定研究议程，而循证医学指南制定者之间的利益冲突也很普遍。更令人不安的是，正如斯坦福大学教授约翰·伊奥尼迪斯(John Ioannidis) 所证明的那样，我们有充分的理由相信大量已发表的研究都是不可靠的。

A　通过乳房 X 线摄影术进行常规乳腺筛查可以识别早期癌症。然而也可能产生假阳性和假阴性，而导致误诊。

B　一名俄罗斯患者正在试验一种治疗骨质疏松症的药物。随机对照试验是循证医学的主流，但其只针对单一疾病的局限引发了对其结果适用性的质疑。

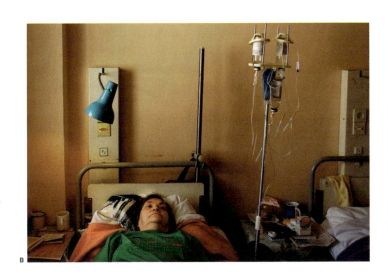

B

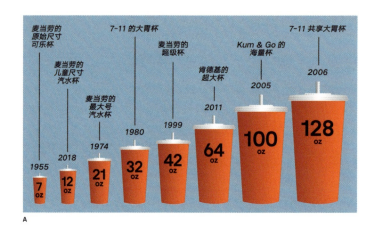

A 许多全球性高发疾病——心脏病、肥胖病、肌肉骨骼疾病——都与现代生活方式有关。自 1955 年以来，食物分量的增加只是一个促发因素。

B 希波克拉底曾说过运动是最好的药物。让人们动起来是公共卫生面临的一个严峻挑战。图中超重的老年人正在进行"水上健身"活动。

现代生活的一个苦涩讽刺是，虽已战胜了如此多的健康威胁，现在的我们却正在被富贵病所扼杀。想想肥胖吧。根据世界卫生组织（WHO）的数据，世界上有 1/3 的成年人超重，1/10 的人口肥胖。肥胖对健康的影响是显而易见的。这种影响包括心血管疾病、中风、高血压、抑郁症、肌肉骨骼疾病（如骨关节炎）、2 型糖尿病和几种癌症（包括乳腺癌、结肠癌、肾癌、肝癌和子宫内膜癌）。而与此同时，全球有近八亿人热量摄入不足，二十亿人患有微量营养素营养不良。肥胖和营养不良正在同时发生。

肥胖和其他生活方式疾病一样，揭示了医学的局限性。除了建议改变生活方式之外，医生们局限于对身体出现的病理反应进行不完美的修补，包括极端体重增加，以及酒精、药物或烟草影响导致的病理反应。麦肯锡全球研究所 2014 年确定的 74 项旨在解决肥胖问题的干预措施中，只有四项涉及直接治疗。解决生活方式带来的疾病，既涉及个人选择，也涉及其背后潜在的社会结构。医学的作用十分有限。

没有哪个医学分支比精神病学更具争议性和不确定性。

纽约雪城大学（Syracuse University）前精神病学教授托马斯·沙茨（Thomas Szasz, 1920—2012）以将精神疾病定为神话而知名且备受争议。对沙茨来说，身体可能有病，但精神不会生病。精神疾病是一种隐喻，它把属于身体医学的分类转移到了人类心理和行为上。而且这一过程亦非良性。精神疾病的医疗化——定义"疯狂"——既符合精神病学的专业利益，又符合社会上进行分类和控制的需要。在精神病学专业领域之外，法国历史学家、哲学家米歇尔·福柯（Michel Foucault, 1926—1984）认为精神疾病毫无客观科学性。它与健康无关，只是一种把社会控制强加于那些寻求不同生活方式的人的隐秘方法。

这些与 20 世纪 60—70 年代的 反精神病学 运动有关的想法，在今天看来似乎并不紧迫。部分原因是社会和体制的改变。在西方，大型精神病院时代已经结束。当今，更易听闻的是为最严重精神病患者争取适当精神支持而进行的斗争。严重精神障碍患者极为脆弱。捍卫他们的自由有可能忽视了他们想得到看护和支持的需求。

微量营养素营养不良（micronutrient malnutrition） 膳食中缺乏必需的维生素或矿物质。常特指因这种营养素缺乏引起的疾病，如贫血和糙皮病。据估计，全球可能有二十多亿人罹患微量营养素营养不良。

反精神病学（anti-psychiatry） 一种松散的政治和社会运动，起源于 20 世纪 60 年代，其特征是认为精神病学不是一门科学，而是一种强制性的社会控制形式，更可能对个人造成伤害，而非治疗获益。该运动与英国社会学家 RD·莱恩和美国学者托马斯·沙茨的工作相关。

B
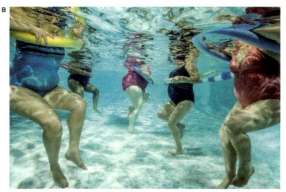
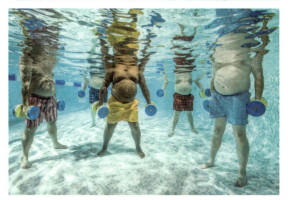

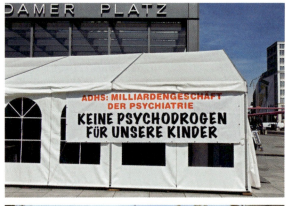

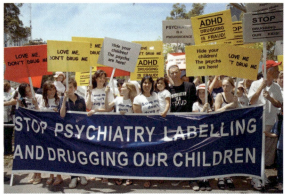

A

即使在其鼎盛时期，反精神病学也必须与精神痛苦的现实，以及许多精神疾病的症状持续存在的证据作斗争，这表明这是一种真实而非形而上学的疾病。

用于稳定双相情感障碍的锂的使用、神经科学的兴起、神经影像学所提示的可能性、某些基因与精神疾病之间关联的鉴定，以及早期对新一代选择性 5- 羟色胺再摄取抑制剂（SSRIs）治疗抑郁症效果所持有的乐观态度，已经使人们对"精神疾病只是一种社会建构"的观点有所怀疑。

但问题依然存在。心理健康比身体健康更容易受到社会规范的影响。

直到 1973 年，同性恋才从美国精神病学圣经《精神疾病诊断与统计手册》中删除。不必回溯太远，即可发现荒谬之处：1851 年，美国医生塞缪尔·卡特莱特（Samuel Cartwright，1793—1863）发表论文提出了一种新型精神障碍：漂泊症——奴隶逃跑的欲望。

2013 年，新出版的《精神疾病诊断与统计手册》（DSM 5）再次引发了关于精神疾病是否指向疾病实体的争论。该版手册降低了疾病的阈值，增加了新型精神疾病——网络成瘾、儿童害羞、抓痕障碍。而在英国，英国心理学会的临床心理学系对整个诊断指南进行了抨击——他们认为，这种诊断"可靠性有限，有效性值得怀疑"。

抑郁症现正与肌肉—骨骼疾病竞逐全球残疾的首要致病因素。患者该转向何方？《苏菲的选择》（Sophie's Choice，1979）一书的作者威廉·斯蒂伦（William Styron，1925—2006）就是一位严重抑郁却有着极强表达能力的患者。

A　精神病学关注人类的行为和思想，以及大脑化学。精神病学因强制执行社会规范而非治疗疾病仍备受批评。此图中可见反精神病支持者抗议对儿童进行药物治疗。

B　中国合肥一家医院的患者排队接受护士给药。该医院接收了约 100 名精神病患者。中国目前有 3000 万抑郁症患者，只有10% 得到适当的治疗。

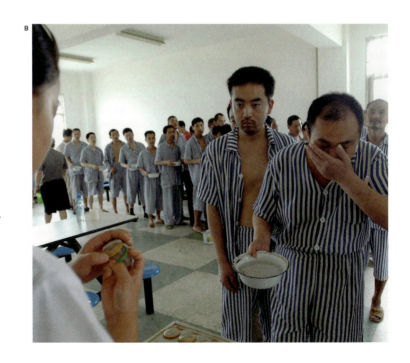

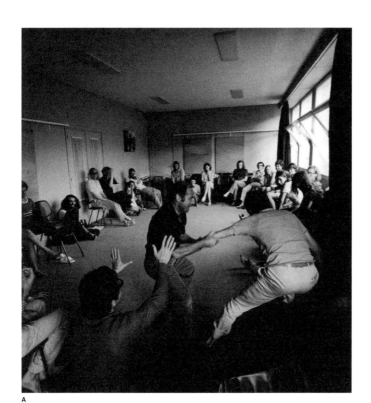

A

在 20 世纪 80 年代末的调查中，他写道："当今精神病学中存在着激烈的，有时甚至是滑稽的尖锐派别主义——心理治疗的信徒和药理学信徒之间的分裂——类似于 18 世纪的医学争论（放血或不放血），几乎可以定义……抑郁症无法解释的性质及治疗。"

快进 25 年，情况如何？大多数抑郁症患者可能会得到抗抑郁药。美国国家医学图书馆（National Library of Medicine）2017 年的一项更新显示，服用抗抑郁药的人群中 40%—60% 有所改善。但在安慰剂组，也有 20%—40% 有所改善。研究表明，总体约有 1/3 的患者会从抗抑郁药受益。

证据还表明，认知行为疗法与药物一样有效，两者合用效果更好。但如果与旨在打破思想与情绪强化的恶性循环的非化学疗法相比，作用于脑内 5-羟色胺水平的药物同样有效（但未必更有效），那么对于当今主要的精神疾病，我们的理解程度有多少？一名为斯蒂伦诊治的精神病医生曾言："如用哥伦布发现美洲做比喻，那我们对精神疾病的了解，就好比美国还不为人所知，而我们仍处在巴哈马群岛的某个小岛上。"

对现代医学的高度期望和现实中人类生命的脆弱之间的紧张关系在死亡的医疗化中表现得最为明显。

尽管有对未来的各种推测，我们还是可以合理假设人终有一死——我们的身体会损耗，我们迟早会死。

为了延缓死亡并减轻痛苦，我们有充分的理由去求助于医疗。

以平均寿命为例。虽然这并非完全归功于临床医学，但这一成就仍令人惊叹。据《经济学人》报道，过去四代人平均寿命的增加比既往 8000 年增加得都多。1900 年，全球平均寿命约为 32 岁，现在则为 71.8 岁。这主要缘于儿童和婴儿死亡率降低，但这并非全部原因。2011 年，60 岁的人预计会活到 85 岁。我们不仅延缓了死亡，疼痛控制的进步也使得死亡在大多数情况下不再那么痛苦——尽管死亡仍然令人恐惧。

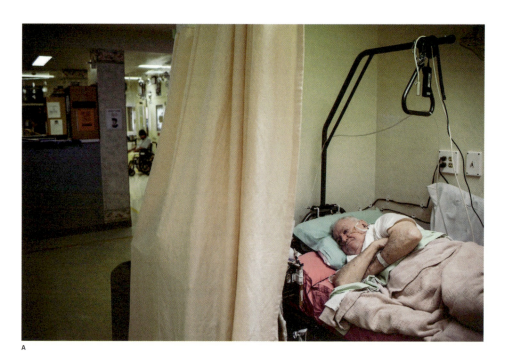

A

所取得的这些成就也有不利之处。死亡不再是一个自然的终点，而成为一个医疗事件——而且考虑到医学救死扶伤的目的，死亡意味着医疗的失败。

渐渐地，我们的死亡不再是自然或平静的。人们死于重症监护室各种插管机器中，或死于疗养院的陌生人中间。这是对生命有益的医疗吗？我们是在延长生命，还是在残忍地延长死亡的过程？

院内患者濒死前几周常常被疯狂的治疗措施所包围，而其实多数都毫无意义。过去 20 年的研究已经告诉我们，生命终结时的"无益治疗"非常普遍。原因有很多：准确预测死亡的难度、各种防御性措施（医生害怕被诉讼，或是不愿让病人死于其诊治期间）以及医生向亲属证明他们已尽了所有的努力的想法。美国有超过 10% 的癌症晚期患者在生命最后 2 周接受了化疗，尽管化疗未带来任何益处；8% 在生命最后 1 周接受了手术。这是我们想要用以度过临终之日的方式吗？

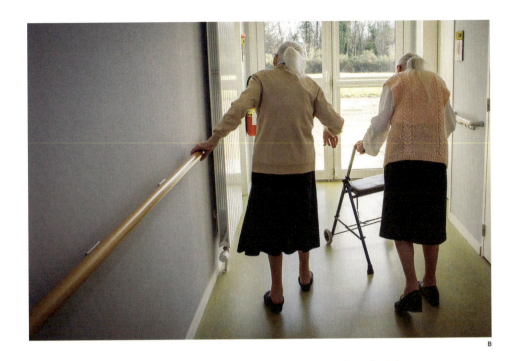

人们对高科技治疗干预的强烈关注，以及潜意识里拒绝接受死亡的必然性，可能会导致其对良好姑息治疗的忽视。如果死亡被认为是不可避免的，则可将注意力转到使患者的逝去更平和上，并确保病人能充分利用剩余的时间。目前，临终关怀正在变得像是用高科技手段徒劳地与无法扭转的结局战斗。除了制造商和自费医疗机构之外，似乎无人从中受益。真的值得在此处投入这么多医疗资源吗？

医学治疗是有效的，有时效果惊人。但正如死亡的医疗化所表明的，使用更多医疗手段并不总是会更为有效。有时甚至是有害的：收益微渺而负担沉重。正如我们将在第 3 章中看到的，强大的压力正在推动医学扩展到越来越多的人类经验领域。

生命仅仅是一种医学现象吗？

A　吉姆·罗贝尔伦（Jim Robelen），一名被诊断为终末期肺纤维化的临终关怀病人，在加利福尼亚的医疗机构接受治疗。该医疗机构创建于 1991 年，是第一个监狱临终关怀计划机构。

B　2016 年，一对百岁双胞胎波莱特·奥利维尔（Paulette Olivier）和西莫内·蒂奥（Simone Thiot）在养老院。他们被认为是世界上寿命最长的双胞胎。

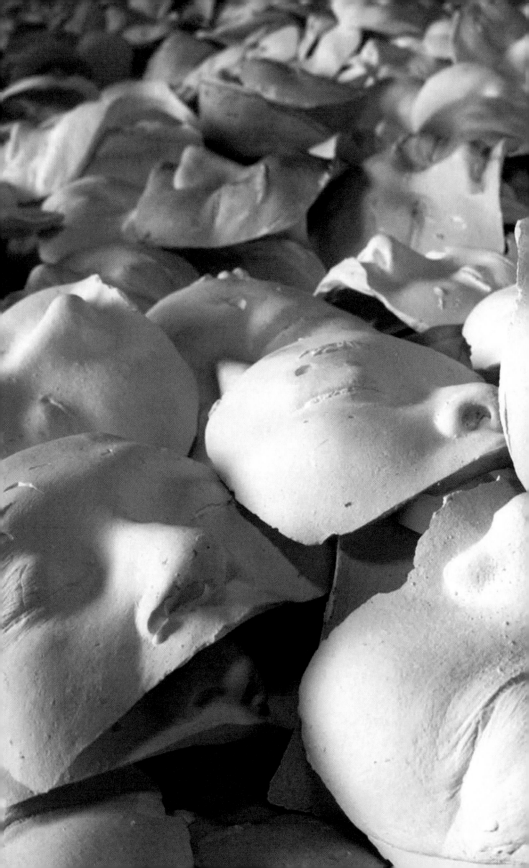

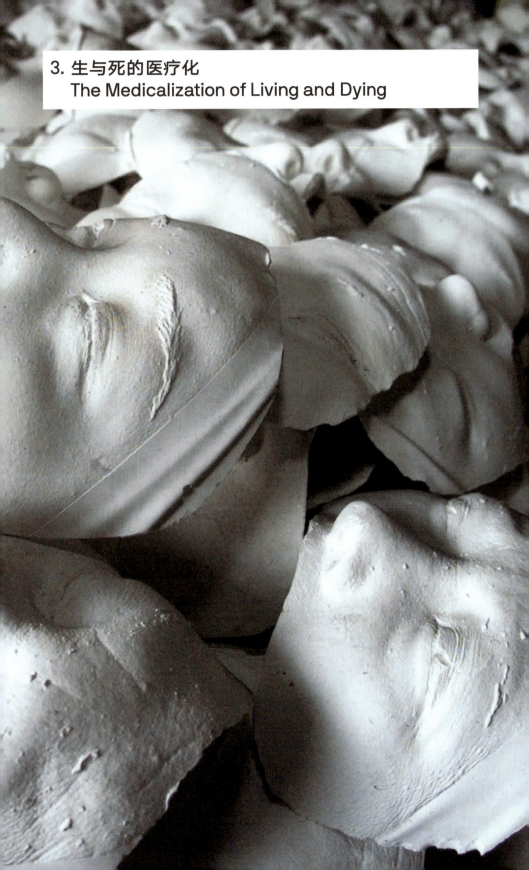

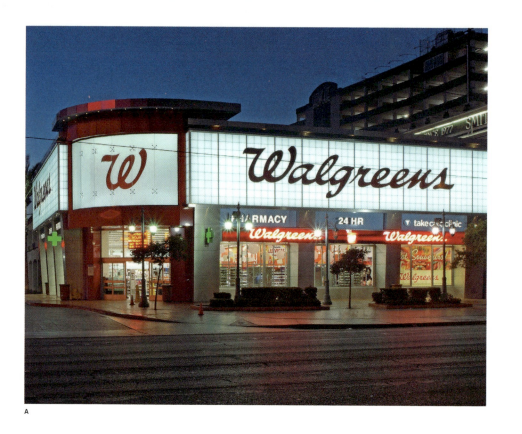

A

我们所说的医疗问题意味着
什么？应该对我们的经验、
人体功能和功能失调的哪些
方面给予适当医疗关注呢？
更简单地说，我们应该
何时以及为何约见医生呢？

曾经有一段时间，答案是显而易
见的。在漫长的几千年里，当医
学无能为力的时候，医疗要解决

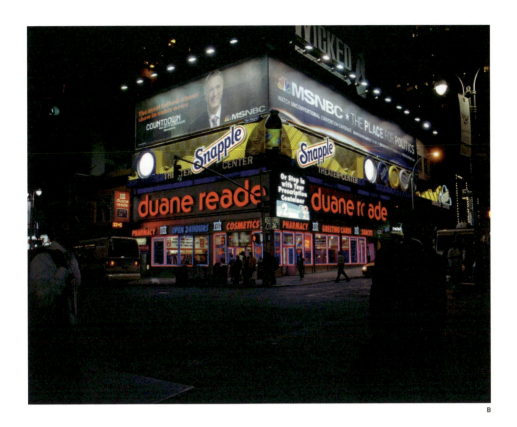

的问题就是那些危及生命或扰乱思想的问题。除此之外的问题则交给牧师、草药医生以及我们对不适的忍耐能力解决。

但是医学已经取得了更多成功，我们对人体功能的认识也得到了扩展。我们希望摆脱越来越多阻碍我们幸福的因素。

医药产品和服务的供应商推动了医药市场的扩大，从而扩大了医疗利益的范围。

A 沃尔格林（Walgreens）于1901 年在芝加哥开设了第一家门店，现在是美国和欧洲最大的零售药店集团的一部分。

B 纽约最受欢迎的药店杜安里德（Duane Reade）。美国人是世界上最大的处方药使用人群之一。

此过程即为医疗化。社会学家在 20 世纪 60 年代首次提出了这一点。他们的重点是将"异常行为"的医疗化，即宣布反社会行为是一个医学或生物学问题，而非一个社会或规范性的问题，但此术语与日益受到医学审查的人类体验方式有关。简而言之，医疗化是将人类发生的状况判定为医学问题的过程。例如分娩、儿童注意力缺陷多动障碍（ADHD）、酗酒、更年期、老年男性勃起功能障碍、衰老、不孕、悲伤、肥胖、秃顶和死亡本身。医疗化也延伸到了人类的行为上。虐待儿童、家庭暴力、赌博和滥交——性瘾——都已成为医学界关注的话题。

有关医疗化的早期著作至关重要。奥地利哲学家伊凡·伊里奇（Ivan Illich，1926—2002）在其经典著作《医疗报应》（Medical Nemesis，1975）一书中，对现代社会的工业化医疗化进行了猛烈抨击。一旦一个社会可因人们在胎儿期、新生儿期、更年期或处于其他"危险年龄"而有组织地将其转变成病人，那么人们就不可避免地将一部分自主权交给了医者。《医疗报应》仍然是一本令人振奋的必备读物，不过它已经过时了。目前，医疗化被认为是一系列极为复杂过程的结果。

医疗化
（medicalization）
经由一个或一组复杂的过程，将人类生活和经验中的越来越多领域视为医学问题而进行医学干预。常将"普通"人类经验重新定义为疾病或紊乱，从而为医学治疗开路。

注意力缺陷多动障碍
（attention deficit hyperactivity disorder，ADHD）
一种行为障碍，常于童年早期发病，症状包括注意力不集中、多动症和冲动。尽管随着年龄增长，症状趋于缓解，但一些人直至成年症状仍然持续。

A

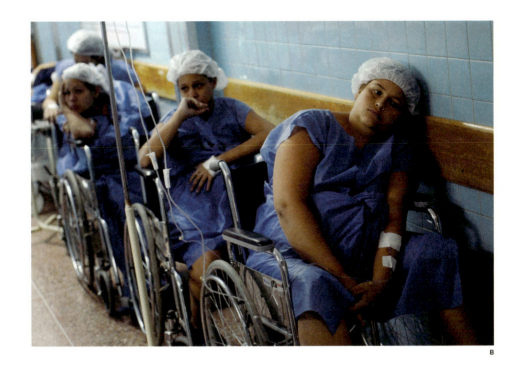

B

今天，医疗化是多维度的。医疗行业仍然很重要，虽然它既可以促进医疗化，也可以作为公费医疗服务的守门人，努力遏制医疗化。但其他参与者也很重要。社会性活动，包括患者群体参与的，可以为疾病寻求一种医学建构——即"诊断"。医学诊断可以赋予某种症状合法性并抵制耻辱感，特别当有证据表明这种症状只是心理问题时（但有证据表明，将精神疾病归因于生理因素会增加耻辱感）。社会支持，如残障津贴、特教设施或改换工作场所，都需要医学证明。医疗保险需要诊断结果才能给予支付。

A 当代医学对大多数人类经验领域都予以了关注，正如图中医生手术室的大量宣传单所示。我们越来越多地因一些仅是疑似医疗问题而求助于医生。

B 孕妇正在等待剖宫产。分娩的医疗化带来了巨大益处。尽管在医学介入的程度上存在分歧，一些人赞扬家庭分娩的优点，而另一些人寻求手术干预。

在这种情况下，我们来看看中枢神经系统兴奋剂哌甲酯的非凡旅程，其商品名**利他林**更为人所知。不过在关注这种化合物之前，我们需要看看它主要解决的问题：注意力缺陷多动障碍（ADHD），俗称多动症。正如这里的许多问题一样，我们正步入争议地带。

来自大脑成像的证据表明，多动症患者的额叶前皮质存在异常。研究还提出了遗传因素的影响。多动症患者对治疗反应良好，但临床上仍存在分歧。尽管一些医生认识到问题真实存在，但并不认为这种情况是一种疾病。他们认为多动症是指一系列行为。在大多数情况下，哌甲酯可有效治疗，但有副作用：限制生长和抑制食欲。然而，这并不一定意味着有一个独立的疾病实体——存在于行为背后并导致它们发生。这些行为被贴上了多动症的标签。

利他林（Ritalin）中枢神经系统兴奋剂哌甲酯最常见的商品名。常用于治疗注意力缺陷多动障碍，但也用于嗜睡症。主要作用包括提高和保持警觉性。

无论是否有疾病实体，多动症的诊断都有显著增加。在美国，它现在是仅次于哮喘的第二大最常见的儿童疾病。在 2004—2014 年期间，英国诊断的多动症病例翻了一番；2014年，这一数字接近 100 万。许多人认为这是

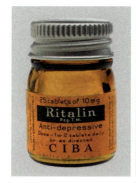
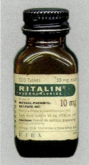
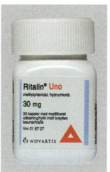
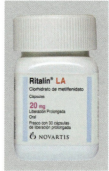

A

A 近年来，利他林（一种中枢神经系统兴奋剂）的使用激增。最初主要用于治疗在校儿童多动症，现在它日益成为那些寻求增强心理效能表现者的生活方式用药。

B 虽然有一些来自大脑MRI扫描的证据——此处可见多动症患者的前额叶皮质发生了变化，但多动症是一种独立疾病的存在状态，还是对一系列行为的描述，尚存争议。

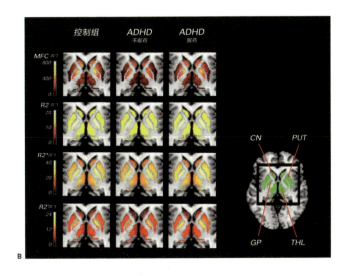

因为人们对多动症的认知增加了。批评者认为，我们面临着将普通人类行为医疗化的风险，尤其是对于男孩。我们正在治疗一种医学疾病，还是在将教师和父母认为难以管教的一种行为医疗化？争论仍在继续。

毫无疑问，哌甲酯的销量相当可观这是因为它的确有效。儿童们反应迅速：他们的注意力集中度增加了，冲动控制改善了，破坏性行为减少了。

但其有效性并不仅限于儿童。成年人，尤其是美国的成年人，正越来越多地被诊断患有多动症。他们越来越多地进行自我诊断，认识到自身行为或性格中不受欢迎的方面，并寻求诊断和药物治疗。

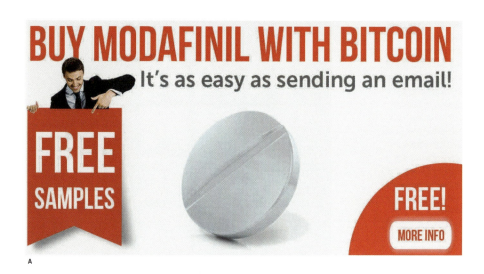

A

而对那些自认为或被认为存在认知能力缺陷的人来说灵验的药物，也适用于一些自认为正常，却希望能更好的人。哌甲酯能增强健康人的记忆力和注意力。通常用于治疗睡眠障碍的莫达非尼（Modanafil），据称可使认知能力提高10%，包括记忆力、计划能力和冲动控制能力。跟其他认知增强剂一样，这些药物越来越多地能从网上购买。学生们在紧张的学习或考试期间服用它们，以提高表现并希望提高成绩。

认知增强剂（cognitive enhancers）指一类驱动改善人类精神功能的药物，其作用包括增强记忆力、理解力、注意力和扩展认知。

使用认知增强剂会导致伦理问题。在职业运动和奥林匹克运动项目中，体能增强剂（尽管有副作用）被禁止使用，否则视为作弊。奥运会的目的是甄选最佳运动员，而非最佳的药物实验室。然而，使用认知增强剂并不会令人产生同样的疑虑。但人们为什么不禁止使用认知增强剂呢？其中原因不明，毕竟，认知增强剂也提供了一种优势。如果有些人使用认知增强剂，那么其他人就会有压力要这样做。如果上学的目的是为了学术成就，而药物研究可以安全地为我们提供成就，那么我们不是应该勉力接受它吗？为什么我们在追求卓越（无论在哪个方面）的道路上满足于更少，而不是更多呢？

然而就我们的目的而言，这些伦理问题指出了医疗化的潜在范围。尽管医学界对此持怀疑态度并不愿意参与，但利用医疗干预来改善正常功能表明，原则上人类功能的任何方面都能被医疗化。只要有市场，有满足需要的产品，其使用就可以大范围传播。

医疗化并非总是坏事。

对妊娠和分娩的医疗干预范围的扩大带来了巨大益处，即婴儿和产妇的死亡率降低。世界卫生组织估计，全球范围内婴儿死亡率（即每千名活产婴儿中的死亡人数）已从 1990 年的 64.8 人，降至 2016 年的 30.5 人。同期，产妇死亡率下降了 44%——从 385 人 /10 万次分娩减少到 216 人 /10 万次分娩。

B

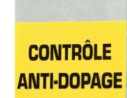
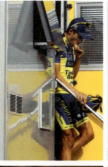
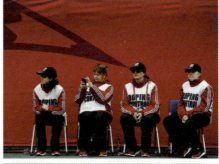
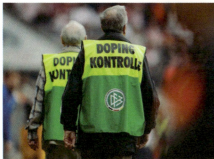
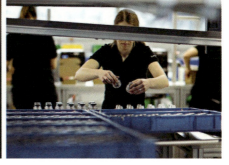

并非所有这一切都与医学的介入有关——而且关于妊娠和分娩医学的干预范围仍存在争议——但医学毋庸置疑是有所贡献的。同样，人类生殖的医疗化——避孕药的开发、堕胎的可行性——极大地提高了妇女控制生殖选择的能力。

医疗化提出了一个问题，即医学是否具有适当的研究领域，即区分出什么是应该医疗化的，什么是不适合的。人们很容易认为，对特定病原体或疾病（丝状病毒、癌症或糖尿病）的研究是适当的医疗，而对"普通"或"自然的"不幸则不然。也就是说，医学应该关注适当的器质性疾病：那些具有可识别性或生物标志物的疾病。

然而，科学的发展正在破坏这种区别。科学家越来越多地把疾病视为一个型谱中的一个或几个阶段。疾病状态（医疗关注的适当焦点）与"正常"或"自然"状态之间的区别

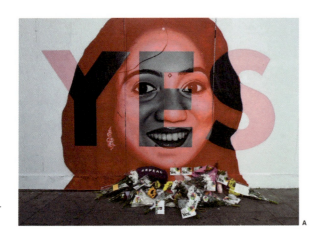

A　能采取避孕和获得安全堕胎增加了妇女的生育权利。此图是 2018 年爱尔兰自由堕胎法公投期间在萨维塔·哈拉帕纳瓦（Savita Halappanavar）壁画前留下的鲜花。2012 年，她在被拒绝紧急终止妊娠后去世。

B　现代医学在应对突发性传染病方面发挥着至关重要的作用。2015 年，在几内亚科耶的埃博拉治疗中心的医护人员（左图）。消毒手套和靴子（右图）被挂出来晾干。

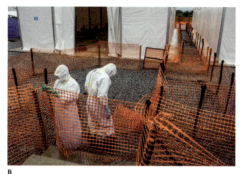
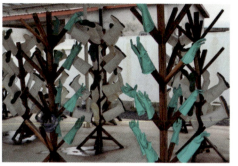

B

正在消失。我们不能再依靠自然来判断什么
是疾病，什么不是。越来越需要依靠我们自
己来做出决定了。

虽然这是解决耻辱的有力工具，但它也为更多人类体验的医疗化打开
了大门。我们可能没有令人绝望的病痛，我们可能尚无症状，但这并
不意味着我们不在疾病的型谱上。医疗利益的范围和潜在医疗市场的
规模都在扩大。

但这一定是个问题吗？如果分娩的医疗化带来
了巨大好处，为什么不将所有人类的痛苦（无
论其原因如何）都医疗化呢？如果我们正在遭
受疼痛，而药物可以缓解，那么为什么担心这
种疼痛症状是否被狭隘地医疗化了呢？如果一
种药物可以从极度痛苦（尽管是完全自然的）
中消除一些疼痛，那为什么不服用它呢？

与美国的阿片类药物危机一
样，一个实际的原因是药物
具有副作用，有些药物的副
作用还非常可怕。伴随而来
的痛苦通常旷日持久，对止
痛药的依赖肯定是一种风险。

丝状病毒（filovirus）
丝状病毒科的任何成员都
以丝状结构命名。它们能
引起出血性发热（与出血
或血流异常有关），包括
导致埃博拉病（Ebola）
和马尔堡病（Marburg）
的病毒。

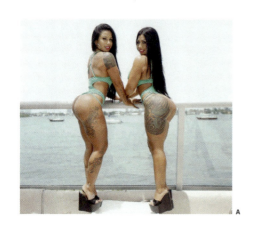
A

但是如果我们发现一种药物没有或只有轻微的副作用，为什么不使用它呢？

虽然这有点自相矛盾，但有些痛苦可能对我们有益，甚至是必需的。尽管科技很发达，人类却惊人地脆弱。一些痛苦的经历可能会让我们变得更强大，只是因为克服痛苦的经验会让我们在下一次痛苦来临时可以更好地应对它。绝大多数痛苦具有随意性，是无意义的、不公平的，但体验和克服痛苦的知识具有正面意义。

正如伊凡·伊里奇所说，通过对我们经历的更多方面进行医疗化，我们也面临着将更多的生活控制权移交给专业人员的风险。我们失去了知识、自主权和适应性。更多人类经验的医疗化也可以改变人之所以为人的意义。吞下药丸以消除痛苦，有可能使我们错失痛苦的经历对我们产生的意义。悲伤可以使我们认识到自己的需要以及与他人的关系。它向我们展示了我们的价值所在。我们之所以需要体验是有原因的，医疗化却将体验变成了需要生化修复的脑化学异常。我们开始认为自己不是有理由去感受、去体验的主体，而是把自己看成需要修复故障的对象。

自主权（autonomy） 源于希腊语 "自治"。最初是指希腊独立的城邦，但现在更普遍适用于指个人在没有外部影响的情况下，对自己的生活做出决定的能力。它是自由政治理论和医学伦理学中的一个重要概念，与对医疗保健做出知情选择的权利有关。

阴唇整形术（labiaplasty） 一种外科手术，通常用于美容目的，包括重塑女性外生殖器，特别是外阴周围的皮肤皱褶：小阴唇和大阴唇。

疾病制造（disease mongering） 扩大可治疗疾病的界限，以增加医疗销售和扩大医疗服务（包括药物和其他干预措施）市场的过程。

考虑一下"治疗性"阴唇整形术的兴起。尽管没有任何器质性疾病，但由于女性（尤其是年轻女性）小阴唇外观异常，尽管其大小尚在正常范围内，她们的情绪困扰仍有所增加。这种苦恼的来源是多方面的，其中包括色情图片泛滥所带来的社会压力：色情图片中阴毛被剃光，女性被期待外表上更加年轻。尽管这可以通过医疗化——应用抗焦虑和抑郁药物和手术缩减来"治疗"，但其根源在于对女性外观的期望。这为整容手术、疾病制造创造了利润丰厚的市场，并为越来越多的女性贴上了异常的标签。

我们应该选择手术，并承担所有风险，还是考虑进行社会变革？

A 对于整形外科医生来说，社交媒体是推广其服务的一个非常有用的平台，但它也会引起隐私和保密问题。此图为双胞胎布鲁纳（Bruna）通过在 Instagram 上发布治疗效果图来支付价格为60000 美元的手术。

B 鼻整形手术等非治疗性手术的兴起——改善了正常人的外貌——是一个利润日益丰厚的行业。但是，我们对自己外貌的不满之处应该用医学方法来"治疗"，还是尝试改变社会期望？

C 据估计，2008 年中国整形外科手术花费为 24 亿美元。图示双眼皮手术是中国最流行的整容手术，它能给接受手术的人一个更"西化"的外观。人们为了满足文化上对外观的愿望而面临风险。

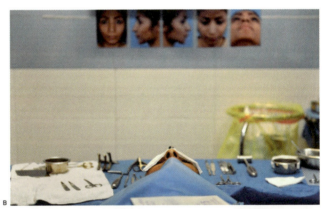

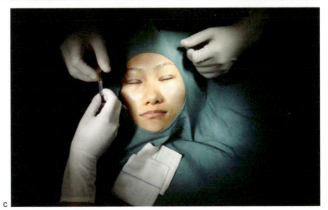

医疗化也增加了医疗保健的成本。花在健康上的钱不能花在其他有价值的商品上，花在轻微或不太严重的卫生保健上的钱是从真正需要的人身上转移来的。世界上每一个卫生系统都面对着负担能力和获得平等性之间的紧张关系。自费的医疗保健可能不会消耗公共资金，但只有那些能负担得起的人才能得到医疗保健——而严重疾病可能会使除最富有者以外的所有人破产。公共资助的医疗保健更为公平，但成本在上升，而医疗化正帮助推动成本上升。

人类自然生命周期的其他方面也对医疗化开放了。例如，衰老是一种疾病吗？应该是吗？

莎士比亚将衰老归于自然的进程，他称其为第二童年，"没有眼睛，没有牙齿，没有味觉，一无所有"。但是现代西方文化越来越与之背道而驰，我们用医学将自己武装起来。现在最自然的（如果活得够久）不可避免的生命阶段，已经成为一个永久的需要医学干预的阶段，这是一个巨大的市场。

美国社会学家彼得·康拉德（Peter Conrad）在《社会的医疗化》（*The Medicalization of Society*，2007）一书中详细介绍了衰老的医疗化。尽管他专注于男性的医疗化，但其思想跨越了性别界限。对于康拉德来说，驱动衰老的医疗化的愿望是保持年轻和中年时期具有吸引力的身体和认知能力：活力、音调、性能力、精神敏捷、秀发满头。但它也被对衰老的恐惧和厌恶所驱动。

米歇尔·德·蒙田（Michel de Montaigne，1533—1592）法国政治家、人文主义者和作家，以他创作的三卷本散文集而闻名。他是法国文艺复兴时期的领军人物，他的作品结合了深度阅读、哲学思考和个人轶事。他可能是有史以来最著名的肾结石患者。

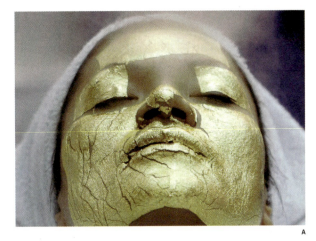

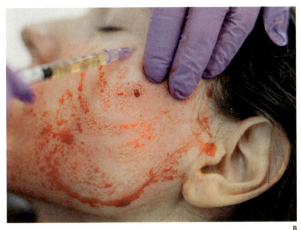

A 衰老及其相关身体变化越来越被视为医学现象。此处金箔被用于面部，用于所谓的抗衰老治疗。

B 寻找永恒的青春并非什么新鲜事，但许多新型干预措施并没有什么证据支持，如吸血鬼美颜术。

伟大的法国散文家米歇尔·德·蒙田（Michel de Montaigne）认为，尽管衰老可以用于指导人们了解死亡是如何发生的，但人们永远不会欢迎身体功能的逐渐衰老，而现代西方社会与老龄化的矛盾正在日益加剧。我们的社会是一个年龄歧视的社会，人们只看到年龄增加带来的损失。为了对抗衰老，或者试图控制衰老，我们求助于医疗技术。如果医学可以解决这个问题，那么这似乎意味着它首先一定是一个医学问题。我们曾经认为的自然过程——头发和皮肤的变化——已经变成了病理性的。我们不仅老了，而且生病了。

早期一些关于女性身体医疗化的经典报道将重点放在**医学扩张**，尤其是男性对女性身体的医学控制的扩大，与之不同的是男性的医疗化有多个驱动因素。热衷于延缓衰老对身体的影响的男人们在进行共同谋划。

医学扩张（medical imperialism） 指医学解释的权利或范围扩大的过程，这一过程将越来越多曾被认为是普通或自然特征的人类经验纳入医学干预的范畴。

心因性疾病（psychogenic） 精神因素引起的疾病，通常指由情绪或心理困扰或精神疾病导致的身体疾病。

增强性能力的药物和脱发治疗有着巨大的市场。制药公司意识到了这一点，就开始寻求满足这种需求的产品。万艾可（枸橼酸西地那非，俗称伟哥）是有史以来销售最好的药物。这种药物开始只被建议用于心绞痛的治疗，但研究参与者注意到了一个有趣的副作用：勃起。辉瑞制药公司(Pfizer) 偶然发现了一个金矿。

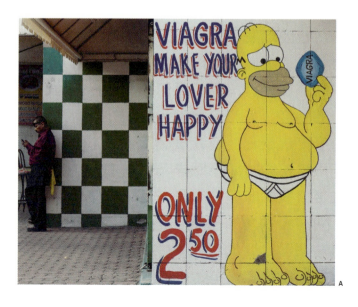

A 试图克服男性老龄化不利因素（包括性能力下降）的努力开辟了医疗化的新领域，男性消费者推动了这一需求。伟哥，一种治疗病理性勃起问题的药物，已经迅速成为一种完全成熟的生活方式药物。

B 药物制造商发现了一个利润丰厚的市场，即为人们提供他们想要的东西，包括永恒的男性雄风。然而，伟哥等药物的成功导致假冒品牌在世界各地的无良药店出售。

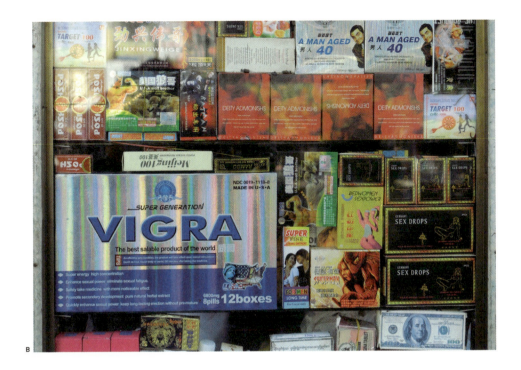

B

专业医疗在这一过程中的作用被削弱了。在英国，伟哥最初只是处方药，早期仅限用于那些与前列腺癌、糖尿病或肾功能衰竭相关的勃起功能障碍患者，但患者要求开放购买途径。现在，在英国的药店柜台就可以买到伟哥了。

因为伟哥的性能增强疗效是如此令人期待，故而它恰当地描绘了这样一种医疗干预方式，这种方式最初聚焦于大多数"严重"症状或临床症状，随后开始扩大影响范围。

除了那些器质性性功能障碍患者，它也被用于虽有严重勃起问题，但无明显身体原因，很可能是心因性疾病所导致的患者。其次被用于那些偶发性的勃起问题不太严重的人。现在，它是一种成熟的生活方式药物，用于增强那些不认为自己有病或功能失调的人的勃起能力。

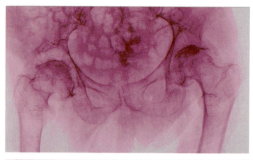

A

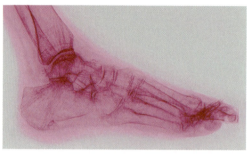

男性更年期，是指 50 岁上下的一些男性所经历的一系列不受欢迎的
变化。这些变化包括抑郁、性欲减退、勃起功能障碍、肌肉量减少、
男性乳房发育（男性胸部）、情绪波动、易怒、精力减退、失眠和注意
力不集中。在美国，用睾酮处理这些症状是很普遍的，但仍不确定在
医学上是否存在男性更年期。男性睾丸激素下降并非于中年时突然发
生，而是渐进性的：以每年不到 2% 的速度。康拉德描述了在 1935
年睾酮被分离后，制药公司是如何积极寻找市场的。诸如性发育不全
这种似乎需要紧急进行干预的情况，市场规模太小。但男性中年变化
的市场则遍地黄金。

女性衰老的医疗化也
存在类似问题。

雌激素水平下降被认
为是 更年期 的特定标
志——其治疗是激素
替代疗法（HRT）。

HRT 不仅可以缓解更年期症状，还有助于帮助女性摆脱由年龄增长所引起的身体变化，并将其转化为一种 HRT 可治愈的疾病。至 1975 年，HRT 已成为美国第五大最常用的处方。康拉德也对医疗化的不利方面给予了极大关注：尽管 HRT 被大力推广，但早期使用 HRT 并非没有风险。因其与某些癌症相关，到 1979 年，其使用已经大幅减少。对于再次被制药公司大力推广的更安全的替代品——雌激素和孕激素的合用，人们也表示了同样的担心。到 2001 年，美国 50 岁以上女性中有 33% 正在使用新型 HRT。然而，2002 年发表在《美国医学会杂志》(Journal of the American Medical Association) 上的一项研究颠覆了这一切。在确定 HRT 具有导致乳腺癌、血栓和心脏病的重大风险后，一项将 HRT 与安慰剂相比较的为期八年的临床试验被叫暂停。后来的一项研究显示，应用 HRT 后生活质量没有改善。

对于 HRT 的使用仍然存有争议。虽然许多女性都获得了显著的益处，而且最近的研究表明 HRT 并不会增加死亡率，但仍然存在风险。在早期，尽管商家对 HRT 进行了猛烈宣传并有退货承诺，更年期的医疗化几乎仍是灾难性的。

更年期（menopause）
女性衰老的一个自然部分，与雌激素水平下降有关。在大多数女性中，绝经发生于 45—55 岁。许多女性都会出现令人不快的更年期反应，包括潮红、盗汗、性欲下降、情绪低落和焦虑。更年期通常被视为医疗化的领域。

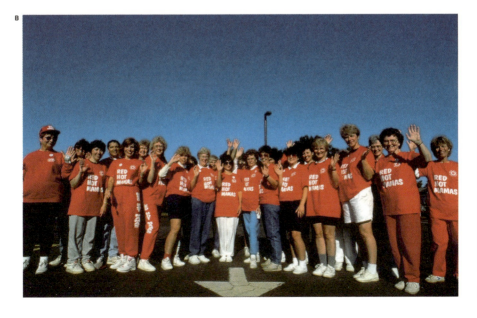

B

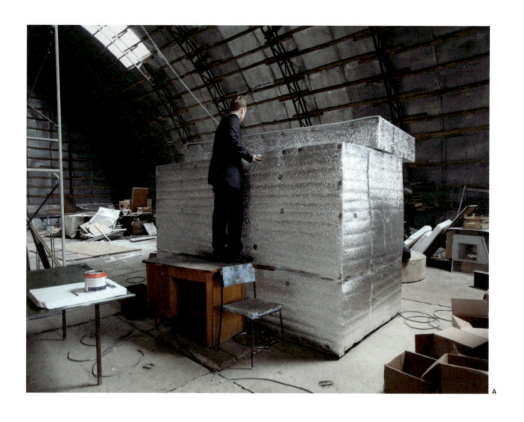

A

最激烈的医疗化悖论
发生于临终之时。

A/B 死亡的医疗化程度日益增加，现代医学近乎神奇的力量使一些人相信死亡是可以克服的。在我们现代的诉讼文化中，要求医生确保尽一切可能来保护生命的压力非常之大。图中可见在莫斯科郊外 KrioRus 公司的液氮人体储存室。完整的身体和头部都被存放在金属桶内，希望有一天它们能复活并恢复生机。

一名医生在医学刊物上有一篇动人的报道，作者的父亲也是一名医生。在他成长和训练的过程中，父亲和他谈起了那些拒绝接受死亡必然性的病人。死亡近在咫尺，他们叫喊着要进行每一项最后干预，就像抓住最脆弱的稻草，抓住任何能推迟可怕结局的东西。他不明白他们为什么拒绝接受死亡这一不可避免的事实。

然而，尽管他这样说，但当轮到他真正面对死亡时，他也同样如此：可以做任何事情，绝对是任何事情，只是为了多延长几次呼吸。

在可预见的未来，死亡仍然不可避免。随着寿命的延长，越接近死亡，我们越有可能患上多种疾病。对于其中每一种疾病，我们都寻求医学干预，而这些治疗方法都有副作用；对于这些副作用，我们又寻求进一步的医学干预，随后可能导致病情一发不可收拾。

这其中还有错位的科学乐观主义的影响。如果死亡是一种医学现象，即疾病或损害的结果，那么就总会有一种技术修复的可能性。如果现在修复不了，那么在不久的将来，"医学进步"的结果也很快就会见诸媒体。根据这种观点，死亡不再是一个不可避免的自然事件，而是一个本可避免的医疗失败。

许多现代医学也在规避风险。西方文化的诉讼性越来越强。如果死亡是一种终极医疗风险，难怪避免死亡的职业压力很大。这有助于解释为何死于重症监护室的人有那么多：如果律师来敲门，至少医生们已经尽力尝试了所有可能的疗法。

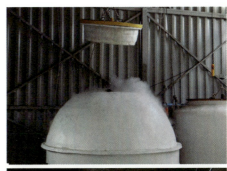
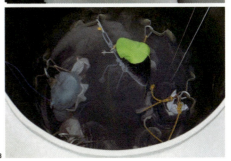

B

但死亡既然是不可避免的，那么我们应该怎么办呢？何谓善终？我们大多数人都希望尽可能死得没有疼痛和痛苦。但我们希望"医学"如何作为呢？对此，技术又如何提供帮助呢？我们是想死于重症治疗室，还是宁愿在家人和朋友的陪伴下在家里度过最后的时光？如果这是不可能的，那么我们会愿意去临终关怀医院，并且在有良好培训的、充满人性关怀的姑息治疗护工的陪伴中辞世吗？我们应该在多大程度上强调延长生命的终末期，对生命质量又应重视到何种程度？这些问题都指向医疗化的新面向。

现在，死亡完全成了一种医学现象。

临终关怀（hospice）一种形式和理念，通常提供给已不适于医院治疗的终末期患者。通常包括症状管理和对生命终末期的情感与精神需求予以细心关怀。

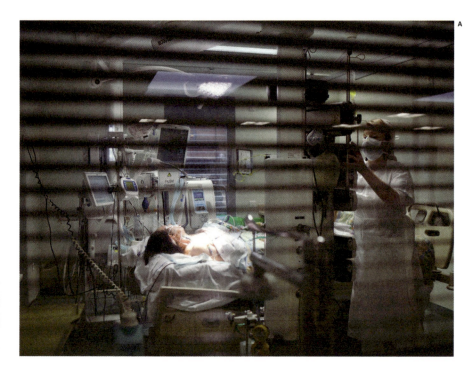

A

A 尽管延长生命的愿望是医学的核心，但决定何时停止在重症监护室进行的积极而繁冗的治疗，对于确保善终至关重要。

B 生活在较富裕国家的人越来越多地死于家外（医院或其他护理机构）。尽管医疗和支持极佳，但可以说在院死亡使得死亡从普通经验中消失了。此图显示在一个德国疗养院，药片被分类放于每周的药品分发器中。

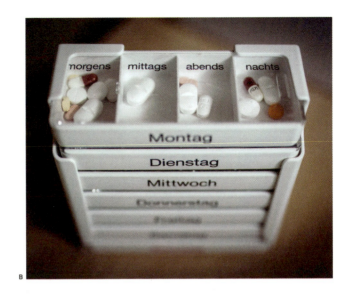

医生很可能会告诉我们死亡始于何时以及身体何处。他们会告诉我们死亡将于何时发生，他们会尽一切可能推迟死亡，让患者尽可能安详度日，然后向世界证明死亡确已发生。在 19 世纪初，几乎所有人都是死于家中。而现在超过 80% 的美国人在医疗机构中死去，死于急症医院的多达 60%。

然而，死亡跟出生一样，并不是一种疾病。

死亡是最为人性化的一个事件。如果我们把自己的死亡托付给专业人士，那么我们对自身又是如何理解的呢？我们要怎样认识死亡呢？

医疗化及其悖论是现代医学驱动力的复杂核心。一些人从中获得了纯粹的好处，而另一些人则朝向危害经济、牺牲个人健康和幸福的方向推动着它。其中商业行为参与者所发挥的作用至关重要。药品和医疗器械公司希望扩大其市场。

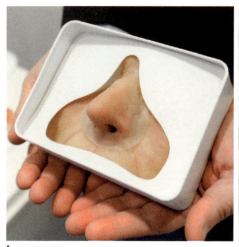
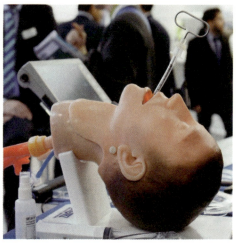

A

20 世纪 70 年代，时任制药巨头默克（Merck）首席执行官的亨利·加兹登（Henry Gadsden）对《财富》（*Fortune*）杂志表示，他对只将药品卖给病人而感到沮丧。他希望药品能像箭牌口香糖一样被广泛使用。他的野心是把药品卖给每一个人。加兹登不仅使默克公司的收入翻了四倍，他还改变了西方人对健康和疾病的看法。他们充分运用现代营销技术，利用人们对疾病、孤独、痛苦和衰老的恐惧，使得人们，特别是健康的美国人对药品的需求达到了顶点。从理论上讲，无论这个人看上去多么健康，诱导其服药都并非不可能。

与此相关的是，对疗效的预期不断攀升，这种情况部分是由商业营销所驱动，部分由医学的非凡成就所驱动。疾病和痛苦越来越多地被视为人生的失常或失败，无端地中断了生命中与生俱来的健康、幸福和安逸的晚年。

即便你没有明显的病痛，为什么要被动地全盘接受大自然所施加于我们的状态呢？如果美好的生活有赖于身心健康，而医疗技术可以改善身心状态，我们为什么不对其多加利用呢？

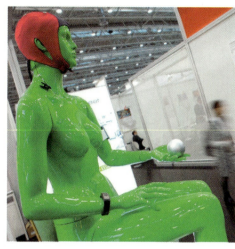
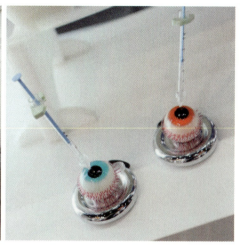

A 尽管医疗技术可以带来巨大利益，但过度追求利润和扩大市场，也推动了不必要的医疗化，增加了医疗成本，同时并不总是会带来益处。此处是 2017 年德国杜塞尔多夫国际医院及医疗设备展览会（MEDICA）上展示的产品。

超个人主义（hyper-individualism） 个人主义优先考虑个人的道德重要性和个人利益最大化，而超个人主义则不承认共同利益或公共利益对个人自我提升的限制。

为什么不要求增强我们在充满激烈竞争、唯物主义和超个人主义的现代资本主义丛林中茁壮成长所必需的能力呢？

将这些力量与商业性的有偿医疗卫生服务相结合，已经为医疗干预的大规模扩张奠定了基础——大部分是不必要的，且其中有些难免有害。

随着医疗化的影响以及医学干预的手段大大增加，有关成本的问题日益严峻。正如我们将在第 4 章看到的，在其当前的发展轨迹和假设驱动下，现代医学的成本令人难以负担。

有些事情必须改变。

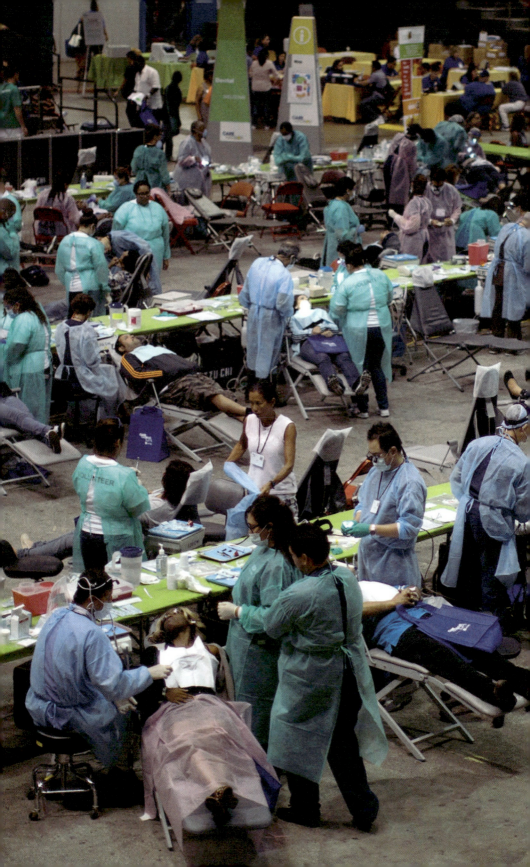

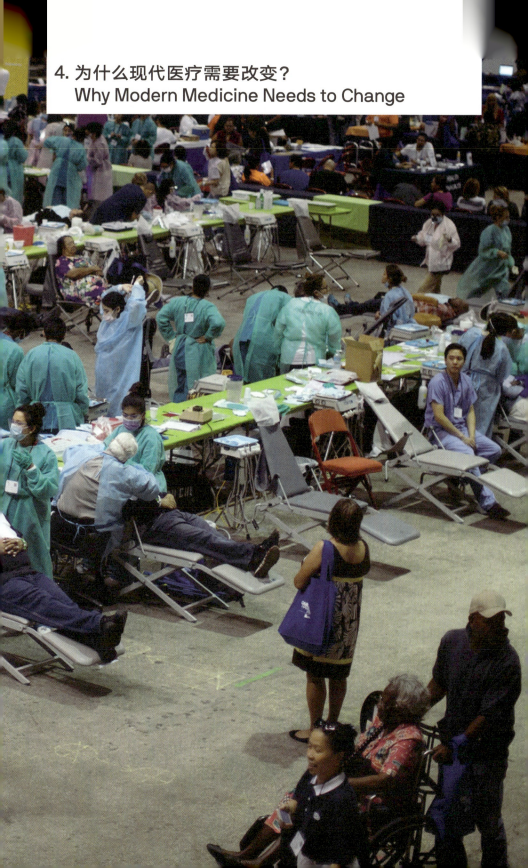

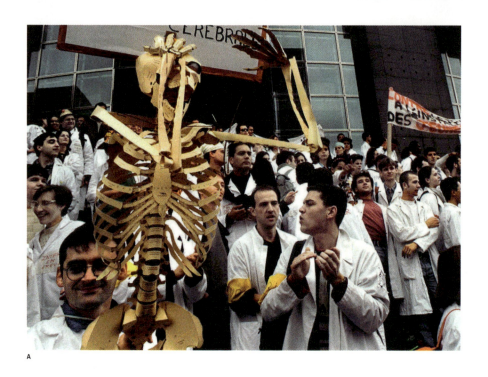

A

美国制药公司 Spark Therapeutics 于 2018 年初宣布推出一种新型基因疗法，用于治疗某些导致失明的遗传性视网膜变性。这种基因疗法涉及将病毒一次性注入每只眼睛来插入一个替代基因。该治疗名为 Luxturna，每次注射费用为 42.5 万美元，全部治疗费用为 85 万美元。

A 人口老龄化、高科技医药和不断上升的医疗预期推高了医药成本，使医药卫生成为一项重大的政治问题。此处为法国医生抗议政府的支出计划，这些计划挑战了他们按照自己的意愿进行咨询和处方的自由。

B 虽然制药公司是全球医疗卫生产业的主要参与者且所获利润巨大，但研发新药既昂贵，又有风险。图中是 2017 年来自以色列梯瓦制药公司的工人在封锁道路，以抗议公司裁员。

医疗面临的最大实际问题是成本。我们如何支付？

世界上每一个国家，无论其财富、规模或选择的支付和交付模式如何，都在疲于应对医疗成本问题。

对各国处理医疗费用的方式进行比较并非易事。尽管大多数国家都有其自身特点，但它们通常借鉴并联合使用几种支付和应用的模型。

一方面，印度和美国就是良好示例，无论是直接支付，还是通过私人或基于雇主的保险计划，都极度依赖自费。这与通过商业卫生保健机构提供的私人保健服务相结合。虽然这解放了公共资金，但在公平、平等和成本方面存在严重缺陷。

大多数欧洲大陆国家——以及许多其他国家——都青睐某种形式的社会健康保险（SHI）。通常员工与其雇主一起，向一个为他们自己及其家属提供一揽子健康福利的共同基金支付费用。这种形式可以使他们在定点医疗单位获得免费治疗，或涉及一定程度的共同支付部分。各国政府经常拨款以改善福利范围并确保财务稳定。许多 SHI 计划扩展到那些没有能力支付医疗费用的人，这通常涉及以某种形式将资金逐步从富人转移到穷人，由此分摊了风险：病人所支付的费用很少影响基本生活，风险分散于整个生命周期。卫生服务可以由商业公司、非营利组织或国营机构或它们的某种组合提供。

社会健康保险（SHI）
为卫生保健提供资金的机制。通常情况下，员工及其雇主共同支付保险基金，为他们及其家属提供一套明确的健康服务。通常为强制性缴纳，许多政府对其进行补贴以确保财务稳定。

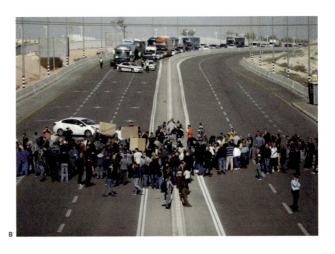

B

择期手术（elective surgery） 源于拉丁语 eligere（选择）。指无须为了挽救患者生命或防止严重恶化而立即实施的，提前安排好日期的手术。

国内生产总值 (GDP) 一个经济术语，指一个国家生产的所有商品和服务的总价值，通常以一年为期来衡量。

经济超自由主义（economic ultra-liberalism） 一种支持自由市场和采取放任态度的经济政策，通常是一种意识形态的承诺。根据该观点，经济决策应尽可能多地由个人和家庭作出，而国家应尽可能最少地参与。

另一方面是国家卫生系统。税收通常是通过直接强制征税来筹集的，所提供的健康保险普遍覆盖且免费。大多数服务通常由国家直接提供。尽管英国模式经常被引用作为该系统的一个示例，但商业供应商和竞争性做法正日益成为英国国家医疗服务体系（NHS）的特色。

无论一个国家偏爱哪种模式，本书中概述的力量都将在提供健康服务方面掀起一场完美的经济和政治风暴。在英国，NHS 几乎处于永久性的政治困境中。在 2017—2018 年的冬季，由于完全可预测的冬季手术需求过大的压力，导致所有**择期手术**均被取消。候诊名单越来越长，医护人员面临着前所未有的紧张压力，危机已成为永久性的事物，医生们抱怨陷入了"第三世界的状况"。同时，患者和医务人员的不满情绪也在增加。他们感觉好像必须在某处作出让步。

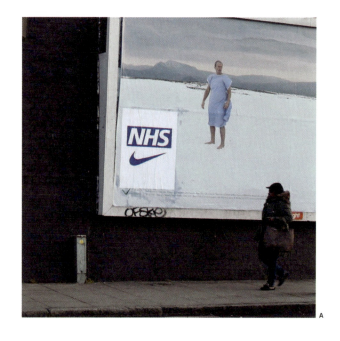

A 为了降低 NHS 的成本，人们对各种引发政治分歧的商业模式进行了试验。由乔尼·班格（Jonny Banger, Sports Banger 的设计师）制作的这张具有政治挑衅性的 NHS / Nike 海报，是初级医生抗议活动的一部分。此处，它被贴于麦克米伦（Macmillan）海报上，上面写着"癌症是最孤独的地方"。

B 尽管美国的卫生保健可达到较好效果，但其特点是成本高、覆盖率低、有不公平性、患者满意度低。此处是奥巴马医改（obamacare）在加州一家保险商店里的广告，这种拓宽医保渠道的尝试在政治上引起了分歧。

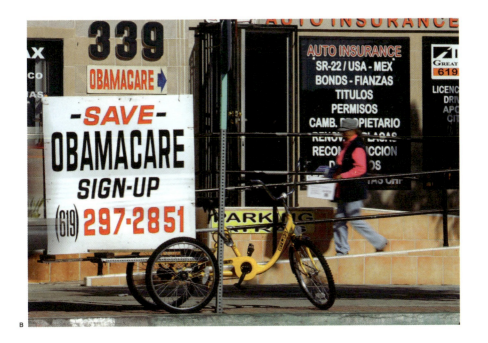

在以市场调节为常态的美国，情况非常
严峻。医疗保健成本居高不下，已接近
美国国内生产总值（GDP）的 1/5。健
康卫生是一个极易引发争议的政治难题，
个人主义、经济超自由主义和对国家的
深刻怀疑使自上而下的政治变革举步维
艰。但医疗保险由个人或其雇主支付，而
医疗保健服务由商业机构承担，意味着
大多数人将部分地或完全没有保险。成
本变得无法控制了。在美国，如果你很
富有，那么你可以获得很好的医疗服务，
但整个系统是不公平的，其费用昂贵却
效率低下。而贫困使人们失去了获得良
好医疗服务的可能性。

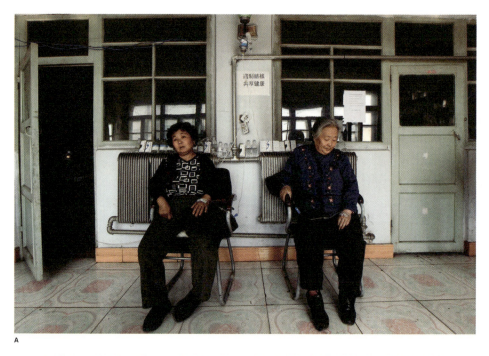

A

A 尽管中国经济正在超乎寻常地增长，但在确保大城市以外地区获得良好的医疗保健方面，仍面临严峻挑战。这家乡村医疗诊所为住在双城周边地区的约 60 万患者提供医疗服务。

B 从印度偏远地区获得初级医疗保健服务的机会仍然有限。图中医生们在健康快车手术室进行手术，这个医院建于贾洛尔火车站一辆七节车厢的列车上。

还有世界上人口最多的两个国家—— 中国和印度所面临的挑战。

中国有 14 亿人口。2014 年，中国卫生支出占 GDP 的 5.5%。爆炸性的经济增长使许多人摆脱了贫困，总体健康状况有所改善。富裕的城市居民可以获得高技术的卫生服务，但许多农村贫困人口还缺乏基本的医疗保健。医疗资源也存在分布不均：大约 80% 的医疗服务集中在大都市地区。农村地区目前在公共卫生基础设施和安全饮用水方面还存在缺口。卫生专业人员的技能和教育也存在显著差异，按服务付费的卫生保健服务导致了昂贵的过度治疗，而自费部分则会对个人经济状况造成严重影响。此外，经济的快速增长导致了 环境退化，增加了未来的健康安全隐患。

拥有 13 亿人口的印度在卫生上的支出低于中国：仅占 GDP 的 4.7%。中国的公共卫生支出占 GDP 的 3.1%，而印度只有 1.4%。尽管在 2014 年印度宪法保障了全民医保，但因为公共医疗服务质量差且缺乏可用性而被避开不用，导致 62.4% 的医疗支出是来自患者自掏腰包。私人医疗服务占主导地位。

根据《印度时报》（2015 年）的一篇文章，由于医疗保健方面的灾难性开支，每年有 6300 万人被迫生活在贫困线以下。

与中国一样，印度的医疗服务主要集中在城市地区。一项至关重要的健康挑战是从农村到城市的迁移，这可能使目的地城市的医疗保健基础设施难以承受。尽管严重依赖私人医疗保健，但仍有 3/4 的人口没有医疗保险。

环境退化
（environmental degradation）
自然环境耗尽，破坏或退化的过程，使生物多样性减少，栖息地受到破坏，空气和水等自然资源受到污染。通常被认为是人类活动所致。

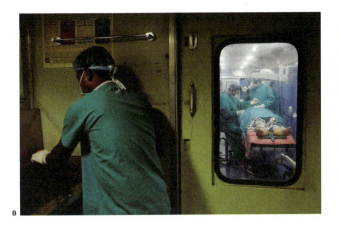

B

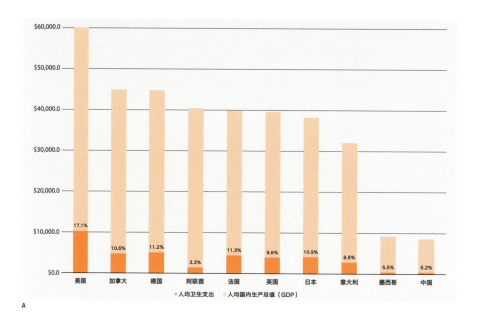

A

在进一步研究之前，我们需要看看经济学家所说的 机会成本。花在健康上的每一分钱都不能再用于其他好的事情上。健康至关重要，它是人类的基本福祉。但教育、我们生活的环境、正义和自由以及国家安全，同样至关重要。当健康岌岌可危时，把健康排于第一位是可以理解的，但是当我们感觉好些时，要记住自己为之而活的事情的重要性。

不管媒体引导我们怎么想，生活不仅仅是身体健康。健康是一种手段，而不是目的。

A 在全球范围内，医疗支出存在巨大差异。虽然较富裕的国家花费更多，但这并非等同于其总体健康结局总是会更好。该图表显示了 2017 年人均卫生支出占人均 GDP 的百分比。

B 不同国家采用不同的医疗保健经济模式。美国在医疗卫生上的花费占 GDP 的比例最高，但其中一大部分为个人支付。该图表显示了 2017 年政府一般卫生支出占总支出的百分比。

机会成本（opportunity costs） 经济理论中的一个术语，指由于在供选方案中做出选择而放弃其它选项的利益所带来的成本。

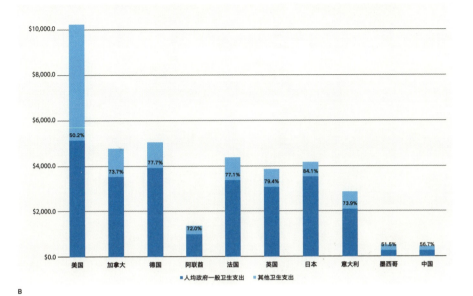

CHAPTER 4

B

那么我们在健康方面花了多少钱呢？根据世界卫生组织（WHO）的数据，2015 年全球共花费 7.3 万亿美元，几乎占 GDP 的 10%（GDP 中用于教育的支出接近 5%）。在高收入国家，医疗支出所占 GDP 的比例最大，平均约为 12%，中等收入国家最低，为 6%。在健康需求通常最高的低收入国家，占比约为 7%。在经济合作与发展组织（经合组织，OECD）的 35 个成员国中，这一比例平均约为 9%。

迄今为止，美国医疗卫生支出占 GDP 的比例最大，2016 年时高达 17.9%（2014 年美国教育支出占 GDP 的 6.2%）。在七国集团主要经济体（加拿大、法国、德国、意大利、日本、英国和美国）中，英国排名第六。2014 年英国医疗支出为 1790 亿英镑，占 GDP 的 9.9%。2014 年意大利医疗支出占 GDP 的比例最低，为 9.1%。法国和德国的支出超过英国，约占 GDP 的 11%。

虽然在经合组织国家中，医疗保健支出与平均寿命之间存在某种相关性，但并非成正相关。

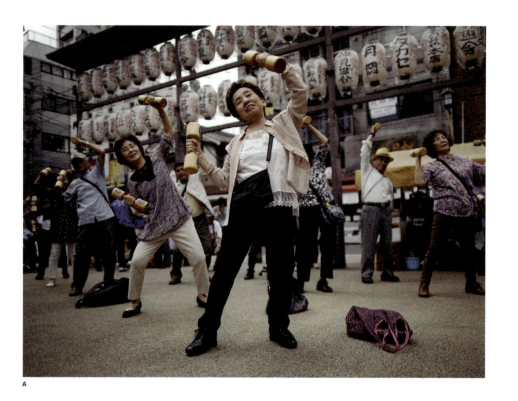

A

2016 年，美国人均医疗支出 10348 美元；英国人均医疗支出 4192 美元。2014 年，在七国集团（G7）内部，日本尽管人均支出仅排在第五位，平均寿命却最高，而意大利支出最少，平均寿命却位居第二。美国人口平均寿命为 78.8 岁，但正如我们所看到的，美国平均寿命下降主要缘于阿片类药物的流行。与美国相比，英国同年出生的人口平均寿命为 81.4 岁。（有趣的是，由于不明原因，英国的平均寿命不再增加。一些人将此与"紧缩"相关的社会服务削减联系在一起，但尚未确立明确的因果关系。）

在健康支出和平均寿命之间并未找到确切相关性，这不足为奇。

大多数医疗卫生支出都是治疗性的，在疾病出现后才加以解决。一旦主要传染病得到解决，生活方式因素（饮食、运动、吸烟和饮酒）和潜在的决定因素（如社会经济水平和教育程度）对寿命的影响更大。性别也是一种影响因素：在日本，女性的平均寿命比男性长 6 年。尽管缺血性心脏病的发病率在下降，但其仍为经合组织国家最常见的死亡原因。吸烟率和癌症的发病率都在下降，但肥胖和酗酒仍然是严重的公共卫生问题。

缺血性心脏病（ischaemic heart disease）亦称冠心病。指冠状动脉脂肪沉积后，心脏的血液供应被阻断的过程，即所谓的动脉粥样硬化。它是全球主要的致死因素。

A 全球面临的主要健康挑战之一是如何解决与现代生活方式相关的健康问题，包括肥胖和心血管疾病。此处是东京的老年人在锻炼身体以庆祝日本敬老节。

B 在日本部分地区，解决老年人的孤独感是一项重大挑战。孤独本身可能导致或加剧健康问题。像常盘台（Tokiwadai）举行的盂兰盆舞这样的活动提供了社交的机会。

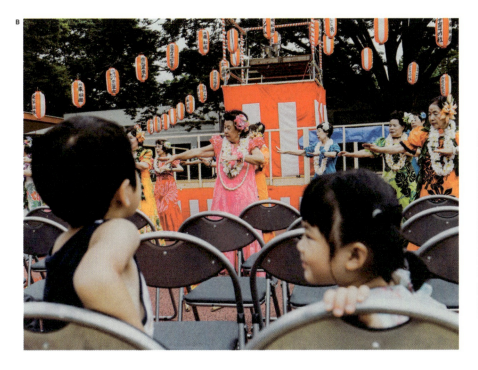

那么，医疗卫生方面的
支出去了哪里？
在所有或几乎所有国家，
医疗卫生支出中，
绝大多数都是针对
病后治疗和康复保健服务，
其中大部分费用高昂
且越来越依赖高科技干预。
医院、医生预约和急诊干预
占据了最大份额。
正如我们所看到的，
商业组织为其创新
寻求快速和早期的渗透
是成本的重要驱动力。
在美国，大约 50% 的
医疗费用年增长是
由于新技术的应用。

但还有其他一些驱动因素。一些革新压力来自婴儿潮一代的影响，在战争结束后的西方出生的这一代人在 20 世纪 60 年代成年。与前几代人相比，婴儿潮一代富有、健康、活跃、有主见、有政治素养，并且有强烈的权利意识。如果说医学是启蒙运动中最后一块被围困的领地，那么婴儿潮一代就是它的步兵。本书中所述许多医学创新已成为行业标准，他们是第一代享受到这样体验的人，比如抗生素、安全外科手术和避孕药。当他们步入 60、70 和 80 岁时，乐观和权益也一直伴随着他们。他们明确表示他们有权获得所需的任何医疗保健。他们的生命和其他人一样宝贵。如果他们的权利被剥夺，他们就会在投票时发泄愤怒。难怪政客们发现这是一个几乎不可能解决的棘手问题。

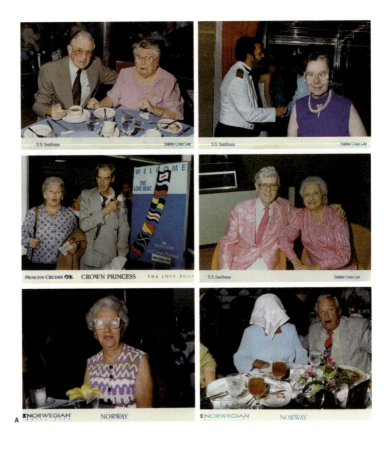

人们也越来越担心过度医疗化的老年生活代价高昂而且往往适得其反。英国医生兼作家詹姆斯·勒法努（James Le Fanu）发表了许多来自读者的极有说服力的故事，讲述了多种药物联合使用对病人的影响。他谈到了"处方级联"的老年受害者，在这种情况下，每一种处方药都需有另一药物应对其副作用，但药物往往会产生相互作用并带来相当可怕的后果。据勒法努报道有 44% 的住院病人报告了药物不良反应，占急诊住院病人的 10%。

老龄化也是
最为严峻的
经济挑战。

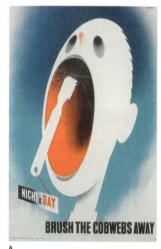
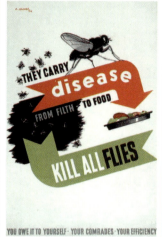
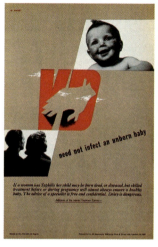

A

2016 年，英国 2/5 以上的国民保健服务（NHS）支出都用在了 65 岁以上的老年人身上。一位 85 岁老人所花费的 NHS 支出是一名 30 多岁者的大约 7 倍：平均每年 7000 英镑。而且年龄的权重只会增加。根据英国国家统计局 (British Office of National Statistics) 的数据，按照目前的趋势，到 2039 年，英国将近 1/4 的人口将超过 65 岁，且每十二人中就有一人超过 80 岁。美国的研究表明，到 2013 年，终生医疗费用中会有超过 36% 花在 65 岁以上的人身上，主要用于缺血性心脏病、糖尿病和高血压。与之相比，同年政府公共卫生支出约为 779 亿美元，约占卫生支出总额的 2.8%。

在生命尽头的这种医疗费用负担，加上我们对医疗技术的痴迷，使我们不幸地忽视了健康和幸福的起源。在许多西方国家，个人自由主义和对国家的猜忌使得在政治上很难看到与健康的源头有关的集体变革。在英国，大约 5% 的卫生预算用于公共卫生服务，如健康促进和环境危害管理。而这一数字正在下降。在美国，2014 年该比例为 2.65%，预计其还将下降。在过去五年中，大约半数的经合组织国家减少了公共卫生支出。

这让我们陷入两难境地，美国哲学家丹尼尔·卡拉汉（Daniel Callahan）在其著作《驯服心爱的野兽》（*Taming the Beloved Beast*，2009）中阐述了这一点。如果我们每个人都根据自己的需要合理地要求医疗服务，那么医疗保健费用将会大量集中于临终时。尽管人们对抑制发病率持乐观态度——一种长期相对健康的生活，只在临终时有一小段时期患病，但这看起来似乎不太可信。合并症增加和多种药物合用的可能性更大。考虑到成本压力，我们将在最后几年投入更多的资源用于提供医疗服务，并在最后几周和几个月内花费剧增。但是，我们是否应该将如此多的集体经济财富聚焦于此呢，特别是在对抗衰老、健康不良和死亡是一场不可能获胜的战争的情况下？在老年人群与儿童和成人的需求之间，我们应该如何权衡？医疗保险是从他们的出生开始，还是从中年开始？这听起来可能很残酷，但我们共同利益的唯一目的是延长生命的最后几年吗？

个人自由主义（**liberal individualism**）一种政治立场，基于这样一种信念：个人应该最大限度地自由追求自我实现，而国家将采取最少的干涉。个人利益优先于集团或国家的利益。

A 尽管预防胜于治疗——正如阿布拉姆·盖姆斯（Abram Games）的这些公共卫生海报所证明的那样——许多早期健康威胁的消除已经导致年龄相关疾病显著增加。

B 这些是中国 20 世纪 50 年代的公共卫生海报。当今，政治个人主义的兴起及其对国家干预的怀疑，使得政府的公共卫生干预措施存有争议。

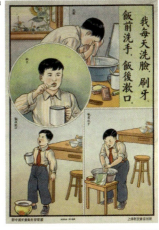

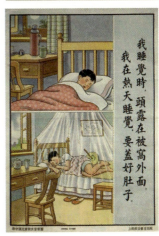

珍·辛科尼斯（Jen Sinconis）及其丈夫都是富裕的美国中产阶级。她在怀上一对双胞胎后仅仅 24 周就分娩了。她的双胞胎儿子每个只有一磅多，接下来六个月他们都要在新生儿重症监护室（NICU）度过。这些男孩患有许多与极度早产有关的健康问题，包括脑瘫、脑溢血、黄疸和心脏缺陷。她在英国《卫报》（Guardian）上撰文，讲述了一家人因 NICU 一个床位每晚需花费 1 万美元而负债累累的经历。这些男孩所需的许多治疗都不在他们的保险单范围内，18 个月后，他们的保险给付金额达到了 200 万美元的上限。由于 45 万美元负债，这对夫妇卖掉了所有东西然后申请了破产。

通过观察美国的情况，可以很好地了解现代医疗保健及其所面对的经济挑战。

从好的方面来说，那些资金足够或健康保险有效的人在美国可能会获得世界上最好的医疗保健服务。美国顶尖的医院的专科治疗更是卓越。如果你的保险范围合适，或者能够负担得起，在美国就医等待的时间可以很短，选择余地也很大。美国对医学研究和最先进的医疗技术进行了巨大的投资。

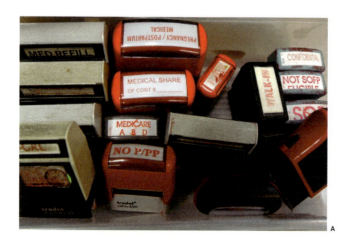

A 美国在全球卫生方面的支出占国内生产总值的比例最大，但全民覆盖率仍低。此图中的印章用于对患者的文件进行分类。

B 美国文化的一个方面是不健康的现成快餐和垃圾食品（例如这种甜甜圈餐馆）。有将近 30% 的美国人肥胖，由此导致了一系列严重的健康问题。

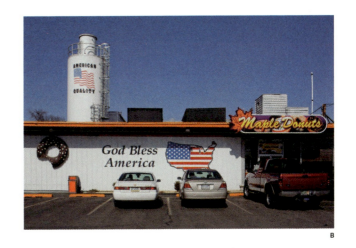

B

但也有不好的一面。尽管美国在健康方面的支出几乎是经合组织平均水平的两倍，但平均寿命却很低。从人口水平来看，美国的医疗体系效率低得令人震惊。相比之下，美国的医疗保健几乎在所有标准上都比其他高收入国家差。婴儿死亡率是一项重要指标，美国每 1000 个活产婴儿中约有七个死亡；而芬兰只有两个。美国在健康方面的人均花费是卡塔尔的八倍，而平均寿命仅延长了 1 年。

美国也是现代富裕国家中最不平等的国家之一。越来越多的证据表明，社会不平等会导致健康状况恶化。迈克尔·马尔莫（Michael Marmot）爵士和其他人的工作已经在健康方面建立了一个明确的社会梯度：社会阶层越高，整体健康结局就可能越好。在 2009 年出版的《精神层面》（*The Spirit Level*）一书中，凯特·皮克特（Kate Pickett）和理查德·威尔金森（Richard Wilkinson）认为，不平等本身就是导致健康不良的一个强大驱动因素。

从某些指标来看，美国是世界上最不健康的国家之一。它在全球肥胖统计中名列前茅。2015 年，超过 1/3 的 15 岁或 15 岁以上美国人是肥胖者，儿童肥胖者已达 31%。肥胖与心脏病、糖尿病、一系列癌症和肌肉骨骼问题密切相关。美国每年因肥胖造成的经济损失大约在 1470 亿到 2100 亿美元之间。

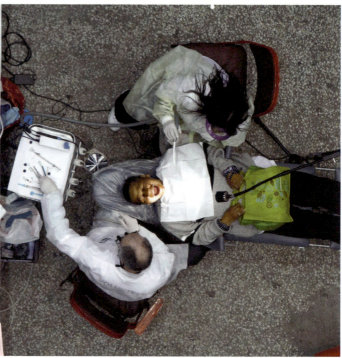

A

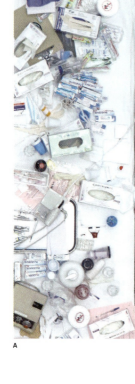

A/B 2010 年，洛杉矶偏远地区的医疗诊所，患者在接受口腔科治疗。该非营利组织通过流动诊所提供免费的医疗、牙科和视力保健服务。可以说，美国医疗体系最大的缺陷是缺乏全民覆盖。一次严重的健康问题就可能导致破产。即使对投保患者，持续的健康状况不良也会耗尽保险给付，导致个人承担费用和严重的包括无家可归在内的经济困难。

但美国最大的问题是保险覆盖不足。在 2018 年初，彭博社报道了美国三个相当典型的工薪家庭的故事。这三个家庭绝不是穷人阶层——来自北卡罗来纳州马里恩（Marion）的布坎南一家、来自新奥尔良哈拉汉（Harahan）的欧文斯一家和来自亚利桑那州凤凰城（Phoenix）的鲍比一家，因为负担不起，决定终止支付他们每月 1800 美元的保险费。这三个家庭现在正在拿他们的未来做赌注。不用说应对珍·辛科尼斯这样的早产双胞胎了，单纯一次严重的疾病发作就可能使他们破产——他们的困境正在美国各地重演。

根据美国疾病控制与预防中心（Centers for Disease Control and Prevention，CDC）的数据，2016 年有 2800 多万 65 岁以下人口（占总人口的 10.4%）没有健康保险。18 岁以下儿童中约有 5.1% 未投保，18—64 岁人口中约有 12.4% 没有保险。

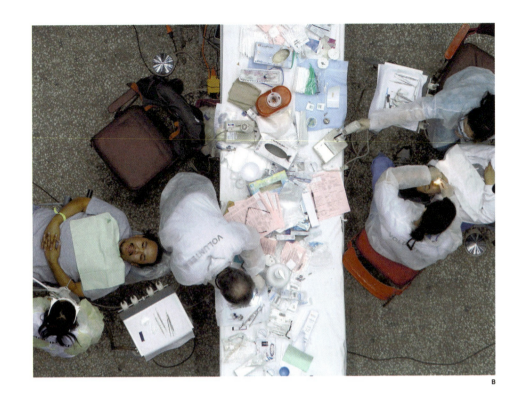

B

此外，未投保的人口还有强烈的种族特性。2014 年，18—64
岁的西班牙裔成年人中无保险者超过 1/3，非西班牙裔黑人有
17.6%，而相比之下，在非西班牙裔白人和亚裔中，无保险者分别
占 14.5% 和 12.1%。不出所料，这也反映在健康结局上。据世界
卫生组织称，非裔美国女性所生婴儿的死亡率是其他种族或族裔女
性所生子女的二到三倍。所有年龄和种族的美国男性死于自杀的可
能性是女性的四倍。非洲裔美国男性最有可能罹患癌症，每 10 万
人中有 598.5 人。

对于那些没有保险的人，比如欧文斯、鲍比和
布坎南三家人，以及那些无法获得良好医疗保
健的人来说，家庭中的一次疾病发作可能就是
毁灭性的。而低收入者不得不面对更严峻的选
择：选择支付医疗费（将承担破产的风险），还
是选择承担因健康状况不佳而失业的风险。贫
穷和健康之间的负反馈循环经常会摧毁几代人
的生活。

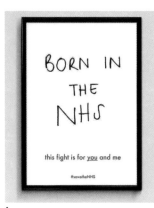
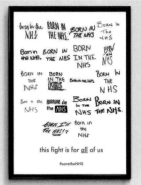
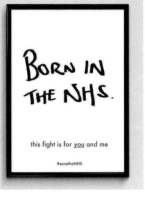

A

更糟糕的是，美国人不喜欢他们的医疗体系。民意测验结果常规性地显示他们是满意度最低的富裕国家之一。美国人不太可能有初级保健医生。美国的医疗保健缺乏协调性、不方便，而且风险大，医源性损害的发生率很高。整个系统的激励措施都是不正当的：医生不会因医疗质量而受到奖励，患者经常抱怨他们的医生不听取他们的意见。

相比之下，保守派政治家尼格尔·劳森（Nigel Lawson）将英国国家医疗服务体系（NHS）描述为英国人离信教最近的时刻。

NHS 的最大优势在于，生病时任何人都不必自掏腰包或通过保险支付。人们患上什么疾病也不重要。NHS 与许多私人医疗保险不同，没有免赔情况。NHS 具有普遍性，每个英国常住居民都有权享受，而且除了处方费等极少数例外，在需要时都是免费的。

2017 年夏天，患有罕见的早发性运动神经元疾病的英国物理学家、宇宙学家和作家——斯蒂芬·霍金（Stephen Hawking，1942—2018）在他 75 岁生日的那年，为 NHS 写下了有力的辩护。没有 NHS 的话霍金是无法存活下去的。他写道，他得到的关怀使他能够"随心所欲地生活，并为我们对宇宙的理解做出重大贡献"。

初级保健（primary care）通常是患者和卫生服务机构之间的第一联系点，由全科医生、药剂师、牙医和验光师提供。它通常与二级保健相对照，二级保健由专科医生在初级保健转诊后提供。

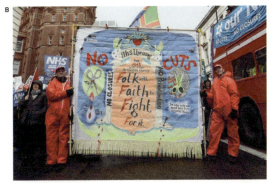

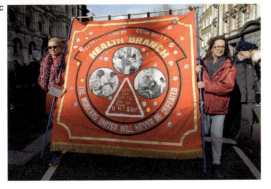

A 英国国家医疗服务体系（NHS）是一个备受喜爱的事物。它能提供近乎包含全民的保健，在护理点免费提供，并被视为社会公正的光辉典范。NHS 海报上的这些图片是在 2016 年由卡里斯·诺弗（Carys Norfor）为"拯救 NHS 项目"而创作的。

B/C 不断上涨的医疗成本和追求效率的做法，导致英国历届政府都尝试在 NHS 中引入一定的商业模式。对私有化进程的担忧，引发了政治争议和有组织的抗议。

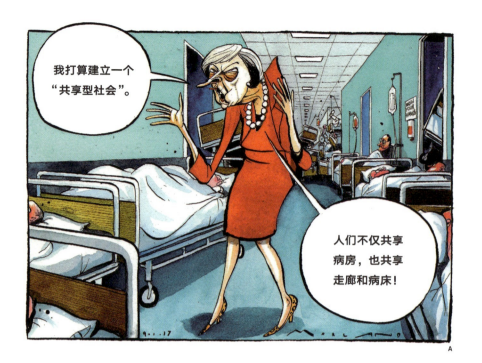

公正分配（distributive justice） 指特定群体内任何特定社会商品分配的公正或公平。该理论力求对何种分配或商品分配是公正或公平的进行具体化。

道德风险（moral hazard） 一个经济术语，指一个人或一方在知道自己受到保护，并由他方承担风险费用的情况下，更可能接受风险的情况。据说在 2007—2008 年金融危机期间，道德风险发挥了一定作用，因为银行愿意接受高风险，并确信政府不会让它们倒闭。

NHS 是一项公正分配的实践。与霍金的情况一样，很多健康问题都是运气问题，由遗传因素或环境因素所致。而且从统计学上看，社会地位越低，健康状况越差的风险就越大，因此 NHS 倾向于将医疗保健商品分配给不太富裕的人群。在英国，患病并不意味着财务灾难。与美国相比，NHS 既公平又高效（美国半数的个人破产都是由医疗债务所引发的）。2015 年，英国在医疗卫生方面的支出仅为 GDP 的 10%，并为其公民提供了普遍的、最先进的医疗保障。而在美国，占 GDP 18%的支出提供的医疗保障的普及率却远远低于英国。

尽管 NHS 具有所有优势，在世界上大多数地方都受到赞誉，但它也存在着严重的问题，而这些问题正是困扰现代医疗的核心所在。

在英国，特别是在英格兰，关于 NHS 的资金筹措方式的政治斗争无休无止。由于医疗需求和费用不可避免地增加，但可获得的服务基本上保持固定，所以不可避免地需要进行定量配给。因为在医疗现场，"普遍性"和"免费"都不能被牺牲，配给就变成了等候名单。等待时间越来越长，挫败感也逐渐加剧。提升效率和节约成本变得迫切，整个系统都面临着压力。除此之外，像 NHS 这样的单一公共服务提供制度，还存在一些固有的问题：服务用户的选择往往很有限。系统内部几乎没有任何创新或管理成本的压力。由于医疗保健是免费的，因此它可能会被低估和浪费。还有道德风险：如果我们不为自己的医疗保健支付费用，那么我们管理身体条件的动力就会减少。

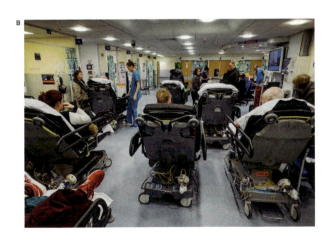

B

A 政治漫画家莫滕·马兰（Morten Marland）讽刺英国首相特雷莎·梅（Theresa May）以及她为应对 NHS 面临的金融危机所做的努力。

B 英国国家医疗服务体系（NHS）面临的严重财政压力意味着它很少有富余的能力。可预见的需求增长，如冬季的呼吸道感染，会迅速使现有的医疗服务不堪重负，从而导致患者在医院走廊的漫长等待。

如果我们把目光投向西方国家以外，一系列不同的经济问题就会浮现出来。

以血吸虫病（也称蜗牛热）为例。它是由生活在热带和亚热带淡水中的寄生虫引起的一种疾病。血吸虫通过皮肤进入人体，在血液中移动，并在肠道和膀胱中产卵。尽管短期症状只有发烧，肌肉疼痛和腹泻，但肝病和膀胱癌等远期不良预后会导致死亡。通常使用吡喹酮可以轻松而廉价地治疗血吸虫病：治疗方案花费在 20—30 美分之间。然而，目前仍有 2 亿多人患有该病，其中大部分在非洲。

全球卫生系统及其医疗工业支持综合体的失败，在健康和疾病的全球分布方面表现得最为明显。

尽管原因很复杂，但统计数据令人心痛。考虑一下世界卫生组织的一些最新数据。2015 年出生人口的全球平均寿命为 71.4 岁。塞拉利昂是 51 岁，马拉维是

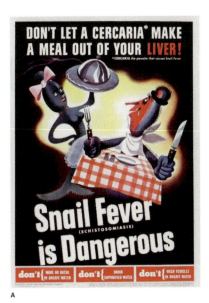

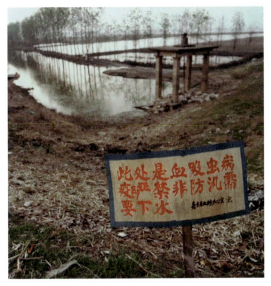

A　从这张公共卫生宣传画和中文警示中可见，由诸如血吸虫病等可预防的水传播寄生虫感染所造成的健康不良负担，揭示了全球健康结局中的严重不平等现象。这些不平等是市场失灵的一个例子。尽管卫生需求巨大，但贫穷国家缺乏购买力，使得药物研发在经济上缺乏吸引力。

47 岁，而日本是 83 岁。在乍得，1/5 的儿童在 5 岁前死亡。在芬兰，这一数字仅为 2.3‰。在阿富汗、索马里和乍得，每 100 名妇女中就有一名死于分娩。2011 年，芬兰无孕产妇死亡的记录。

这些都是冰冷的结果统计，但还有其他因素。世界卫生组织估计，世界上有 10 亿人缺乏足够的食物，而食物是健康的关键决定因素。同样，在没有公共资助的医疗体系的情况下，世界上许多最贫穷的人不得不自掏腰包支付医疗费用。每年约有 1 亿人因支付医疗费用而被迫生活在贫困线以下。贫穷和健康不良成为了恶性循环。贫穷是健康不良的危险因素，健康不良是贫穷的驱动因素。而在卫生需求最高的地方，合格的卫生专业人员却最为稀少。缅甸和尼日尔每 10 万人只拥有 4 名医生，而瑞士每 10 万人中有 40 名医生。

全球卫生不平等也是市场失灵的一个明显提醒。世界上最贫穷的人无法获得他们所需要的照顾，不仅因为他们负担不起，还因为他们所构成的市场太小而不足以推动革新。

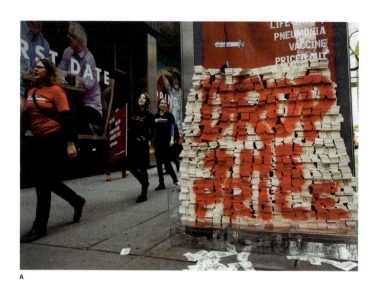

A 消灭许多世界上最具破坏力的被忽视的热带病的费用每剂低至 50 美分。图为无国界医生堆在辉瑞总部外，用以抗议昂贵的疫苗价格的面值 1700 万美元的假币，因为辉瑞每天的销售额超过 1700 万美元。

B 可悲的是，药品的盈利能力以及对药品的生产和销售缺乏严格的全球监督，导致了药品的广泛造假，这对个人和公众健康都会造成潜在的灾难性后果。图为达喀尔的人们正在销毁假药。

A

以血吸虫病等被忽视的热带病（NTDs）为例。据世界卫生组织估计，虽然较发达的国家已经基本上消灭了它们，但每年仍有超过 10 亿人口患上 NTDs。与严重疾病和残障相关的 NTDs 使世界上最贫穷的人陷入了疾病和贫困的恶性循环。最低收入国家花在这方面的成本高达数十亿美元，但大规模根除每例 NTDs 的成本仅仅约为每人每年 50 美分。

NTDs 被忽视的原因是多方面的。由于西方国家 NTDs 发病率不高，因此它被最有变革力量的国家忽视了。全球对艾滋病毒 / 艾滋病、肺结核和疟疾（最大的杀手）的关注，使得 NTDs 在公共卫生议程中处于劣势。由于缺乏市场，大型制药公司也没有动力进行大力研发。在 1975—1999 年注册的 1400 种药物中，只有不到 1% 是用于治疗热带疾病的。根据被忽视疾病药物倡议，2000—2011 年间批准的新治疗产品中，只有 4% 是针对治被忽视疾病的，尽管它们占全球疾病的 11%。据估计，大型制药公司将其 90% 的研究预算用于 10% 的疾病。许多商业药物研发也集中在"我也可以"的药物上，即寻找与现有化合物相似，但具有改良效果的活性成分。相比之下，对尚无治疗药物的疾病进行研发被认为是昂贵且具有商业风险的。

虽然困扰医学的经济问题复杂而深刻，但它既是结果也是原因。在其背后隐藏着深刻的社会态度，其中一些是医疗培养出来的，这种态度无情地推动了成本的上升。简而言之，那种认为可以克服疾病、避免衰老和战胜死亡的信念是错误的，需要搁置下来。应该取而代之的是，我们需要达成共识，即尽管健康良好至关重要，但其仅是诸多好事中的一件，健康不可能不受损害地无限期保持下去。

如不谨慎应对，由我们的期望所释放出来的力量将会吞噬我们。

被忽视的热带病
（neglected tropical diseases, NTDs）
主要是一系列由寄生虫和细菌导致的疾病，其发生主要集中在亚洲、非洲和南美洲 150 个左右的低收入国家里。包括恰加斯病、钩虫病、人类非洲锥虫病、利什曼病和麻风病。

被忽视疾病药物倡议
（Drugs for Neglected Diseases Initiative）
一个合作营利性的研发组织，在全球范围内开发针对被忽视疾病的新疗法。它力求将患者的需求置于利润之前，从而克服市场失灵。

B
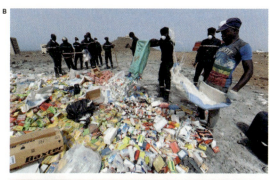
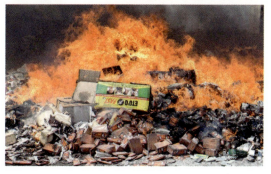

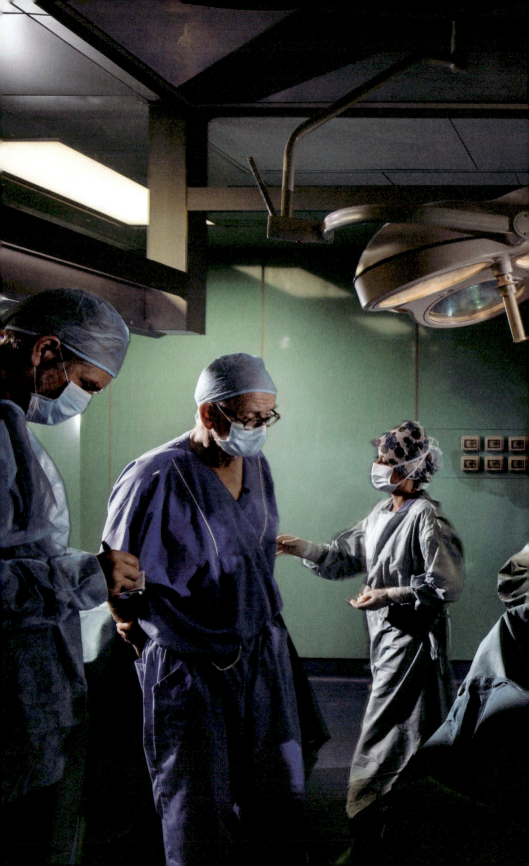

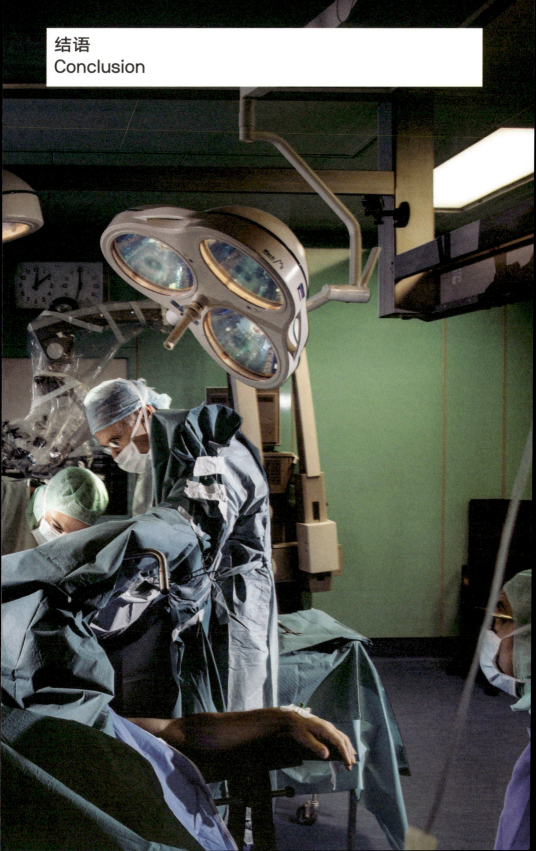

现代医疗取得了
最为非凡的成就。

对于那些有幸能够将现代医疗视为理所当然的人，没有现代医疗的生活简直没法继续。几千年来，治疗柜一直都是空荡荡的。而现在，我们有了麻醉剂、抗抑郁药和强力止痛药。手术曾经不过是怀抱希望的屠杀而已。现在髋关节置换术已经成为常规手术，而阑尾炎，大部分情况下只是略微带来不便而已。时下的手术奇迹包括：心脏和肺移植、脑外科手术和机器人的使用。现代科学正在带来技术奇迹：基因治疗正在兴起；再生医学正在蓬勃发展；实验室培育的膀胱和气管已经在帮助拯救生命。人们对日常护理的了解也有所进步：分娩几乎已经没有风险；临终关怀医院改变了许多人的生命终期护理。

尽管现代医疗创造了
诸多奇迹，但人们却越来越
感觉到医疗正在朝着
错误的方向前进。

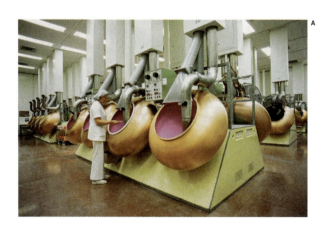

A

A 尽管我们越来越依赖药物，但疾病的根源通常与生活方式有关。
B 这些解剖模型是在德国的一个老年人护理培训中心使用的。人口的日益老龄化对医学经济可持续性提出了巨大挑战。

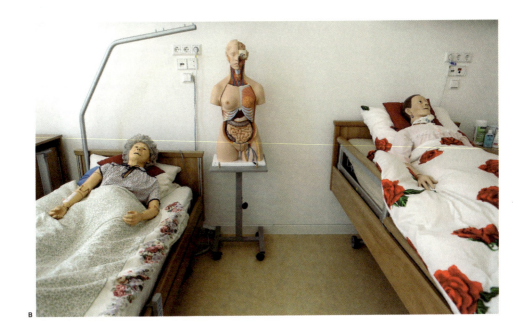

B

其中一些担忧与医学成就所导致的意外后果有关。平均寿命的增加并未消除对药物的需求，而是将对药物的需求转移到了其他方面。与年龄有关的疾病正在增加，其中许多通常是无法治愈的。而且，我们所遭受的大部分痛苦并非高科技医学的前沿。从一般意义上讲，这些痛苦是无法治愈的，许多困扰我们的疾病需要咨询和关怀，就像需要先进的医疗技术一样。

医学在经历了几千年的疲软之后，于 20 世纪上半叶出现了繁荣，研究人员开发出了一系列非常有效的药物。外科手术和诊断技术也发生了变化。在 20 世纪公共卫生成果的基础上，西方的平均寿命大幅上升了。尽管医学高新技术令人眼花缭乱，但是总体健康收益正在变得越来越少，而且成本往往很高。早期的乐观主义有时会固化成一种信念，认为所有的疾病都可以被克服、所有的痛苦都可以被根除，这种信念导致了不切实际的期望。

除此之外，还有人类经验的医疗化，即为了快速治疗一系列人类疾病而寻求医学帮助。对多动症、酗酒、不孕、肥胖，甚至死亡本身所进行的医学干预变得势不可挡。

商业力量也在发挥作用。医药是一个有利可图的巨大的全球性产业。强大的公司推动研究议程。为了不断扩大市场，他们推动了医疗化和对疾病的恐惧的传播，将普通的人类经验当作需要昂贵医疗干预的疾病来处理。利益冲突层出不穷。

同样令人悲哀的是，人们对高科技、无视死亡的医疗手段和对医学科学的过高期望导致了对健康的严重忽视。预防胜于治疗是众所周知的真理。我们知道药物的每种作用都有其副作用，因此应该尽可能让我们的身体自己照顾自己，给予身体合适的机会以保持健

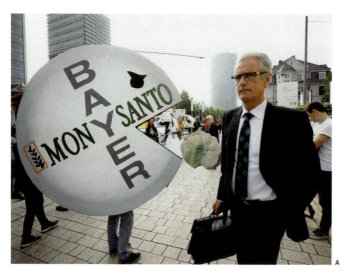

A 令人关注的是，本应受客观性和科学中立性指导的医学研究，正日益受到诸如拜耳和孟山都等强大商家引入的利益冲突的影响。

B 随着人们寻求对普通健康状况的改善，医学正逐渐被用于有利可图的非治疗性用途。图中所见是 2018 年巴黎整形外科大会上展示的 3D 软件解决方案。

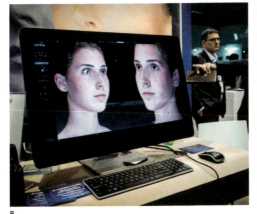
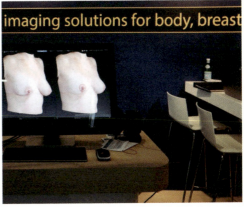

康。但在绝大多数情况下，我们的精力都投到昂贵的疾病治疗上了。甚至预防措施也已经被医疗化了，大量资金被花费于无症状人群，以期延缓未来可能出现的疾病。非医学预防没有巨额利润，对商家也没有吸引力。我们正在关注错误的方向。

如果我们不再关注发达经济体，而是放眼全球，那么形势将会十分严峻。2010年，全球用于疟疾研究的支出约为 5.47 亿美元。用于艾滋病毒 / 艾滋病的治疗费用约为 10 亿美元。根据国际毛发修复外科学会（International Society of Hair Restoration Surgery）的数据，每年用于脱发手术的花费为 20 亿美元。这不是医疗行业的错，而是经济实力不平等和消费者欲求不满的反映。但这确实说明了优先顺序的严重扭曲。无论是在本地还是在全球范围内，我们的医疗保健体系即使没有失败，也已经岌岌可危。

变革是必需的，
也是极为艰巨的，
但我们的卫生系统
迫切需要
进行全面的改革。

我们必须逆流而上，防病于未然，并尽我们所能养成平淡日常的习惯。这听起来很老套，但是我们确实需要多吃蔬菜和锻炼身体。简单的事情却很难实现，承担起这种社会力量在政治上并不容易，但我们需要这样去做。

我们需要重新调整
我们的期望。

人终有一死。生老病死乃是天命。现代生活密谋掩盖这一真相，但我们需要揭开这层面纱。因为只要我们否认自己的脆弱，否认生命的无常，我们就将继续叫嚣着要求更昂贵的医疗保健，以获得更多的边缘收益——当不可避免的事情最终来临时，我们仍会激动地对世界或我们的医生怒不可遏。值得记住的是，我们还没有找到治疗普通感冒的方法。或许最困难的是，我们需要以民主方式进行辩论，并就医疗预算的限制达成一致。显而易见，我们不可能得到我们所想要（甚或所需要）的每一项医疗保健干预措施。人口结构的变化、不断增长的健康预期、合并症、富裕病以及医药公司为了寻求利润而推动的医疗化和无限创新的有害组合将会使我们破产。

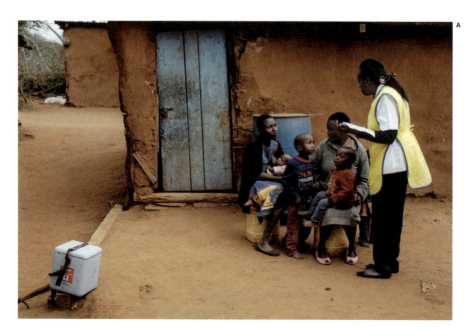

A

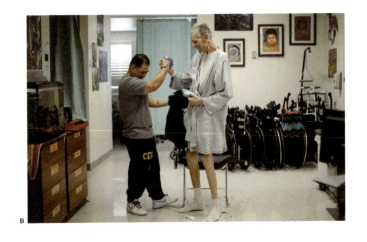

A 在小儿麻痹症高危国家发起疫苗接种运动后，在肯尼亚，一名护士在与母亲们谈话。在资源贫乏的国家，通过简单的干预措施，就可取得巨大的健康收益。

B 有时简单的人文关怀是无可替代的，技术不可能取代人文关怀。图为加利福尼亚医疗设施监狱，监狱犯人在帮助患有癌症的同伴。

我们必须了解医疗的本质，即医疗是技艺最为高超的工具。

正义要求我们必须竭力使分配更加平等。全球卫生不平等的存在堪称丑闻，但这是可以补救的。我们必须承认，永远不要指望医疗来解决所有疾病。按照目前医疗卫生的发展趋势，它有可能变得有害而危及我们的健康。我们的健康越来越取决于我们自己。

最后，乐观地说，我们需要改变对医疗的看法。

我们需要改正对技术的热情偏向，投资于技术含量相对较低的人性化医疗保健：这种保健才是家庭医疗的支柱。鉴于目前疾病负担的形式，我们需要重新强调的是普遍化而非专业化、具有人文主义的关怀而非寻求治愈的全面战争。我们需要一定程度地接受遗憾和一定程度地谦卑。我们总是抱有疾病是可以战胜的、死亡是几乎可以消灭的极大幻想，但幻想终究只是幻想而已。

延伸阅读
Further Reading

Classical

Galen, *Selected Works* (Oxford: Oxford University Press, 1997)

Harvey, William, *The Circulation of the Blood and Other Writings* (London: Everyman, 1993)

Hippocrates, *Hippocratic Writings* (London: Penguin, 2005)

Vesalius, Andreas, *De Humani Corporis Fabrica (On the Fabric of the Human Body)* (1543)

General

Gawande, Atul, *Being Mortal: Illness, Medicine and What Matters in the End* (London: Profile, 2015)

Gawande, Atul, *Complications: A Surgeon's Notes on an Imperfect Science* (London: Profile, 2010)

Glied, Sherry (Ed), *The Oxford Handbook of Health Economics* (Oxford: Oxford University Press, 2011)

Goldacre, Ben, *Bad Pharma* (London: HarperCollins, 2012)

Goldacre, Ben, *Bad Science* (London: HarperCollins, 2008)

Goldacre, Ben, *I Think You'll Find It's a Bit More Complicated Than That* (London: HarperCollins, 2014)

Healy, David, *Let Them Eat Prozac* (New York: New York University Press, 2004)

Healy, David, *Pharmageddon* (Berkeley: University of California Press, 2012)

Hitchens, Christopher, *Mortality* (London: Atlantic Books, 2012)

Horton, Richard, *Second Opinion: Doctors, Diseases and Decisions in Modern Medicine* (London: Granta, 2003)

Le Fanu, James, *The Rise and Fall of Modern Medicine* (London: Little, Brown, 1999)

Le Fanu, James, *Too Many Pills* (London: Little, Brown, 2018)

Malhotra, Aseem, *A Bitter Pill: A Doctor's Insight into Medical Corruption* (London: Bloomsbury, 2019)

Meier, Barry, *Pain Killer: An Empire of Deceit and the Origin of America's Opioid Epidemic* (New York: Random House, 2018)

Mitford, Jessica, *The American Way of Death Revisited* (London: Virago, 1998)

Moynihan, Ray, *Selling Sickness: How Drug Companies Are Turning Us All into Patients* (Crow's Nest: Allen and Unwin, 2005)

Pickett, Kate, *The Spirit Level: Why More Equal Societies Almost Always Do Better* (London: Bloomsbury, 2009)

Schwarz, Alan, *ADHD Nation: Children, Doctors, Big Pharma, and the Making of an American Epidemic* (New York: Scribner, 2016)

Styron, William, *Darkness Visible* (London: Random House, 2001)

History of Medicine

Bynum, W. F., *The History of Medicine: A Very Short Introduction* (Oxford: Oxford University Press, 2008)

Hollingham, R., *Blood and Guts: A History of Surgery* (London: Random House, 2008)

Longrigg, James, *Greek Medicine from the Homeric to the Heroic Age: A Sourcebook* (New York: Routledge, 1998)

Porter, Roy, *Blood and Guts: A Short History of Medicine* (London: Penguin, 2003)

Porter, Roy, *Madness: A Brief History* (Oxford: Oxford University Press, 2002)

Porter, Roy (Ed), *The Cambridge History of Medicine* (Cambridge: Cambridge University Press, 2006)

Porter, Roy, *The Greatest Benefit to Mankind: A Medical History of Humanity from Antiquity to the Present* (London: HarperCollins, 1997)

Public Health

Berridge, Virginia, *Public Health: A Very Short Introduction* (Oxford: Oxford University Press, 2016)

Marmot, Michael, *The Health Gap* (London: Bloomsbury, 2015)

Spinney, Laura, *Pale Rider: The Spanish Flu of 1918 and How it Changed the World* (London: Random House, 2017)

Sociology of Medicine

Blaxter, Mildred, *Health* (Cambridge: Polity, 2010)

Callahan, Daniel, *Taming the Beloved Beast: How Medical Technology Costs Are Destroying our Health Care System* (Princeton: Princeton University Press, 2009)

Conrad, Peter, *The Medicalization of Society* (Baltimore: The Johns Hopkins University Press, 2007)

Foucault, Michel, *The Birth of the Clinic* (Abingdon: Routledge Classics, 2003)

Illich, Ivan, *Limits to Medicine: Medical Nemesis – The Expropriation of Health* (London: Penguin, 1977)

Nettleton, Sarah, *The Sociology of Health and Illness* (Cambridge: Polity, 2013)

Szasz, Thomas, *The Manufacture of Madness* (New York: Harper and Row, 1970)

Szasz, Thomas, *The Medicalization of Everyday Life* (New York: Syracuse University Press, 2007)

Szasz, Thomas, *The Myth of Mental Illness* (London: HarperCollins, 1984)

Thomas, Carol, *Sociologies of Disability and Illness* (Basingstoke: Palgrave, 2007)

索引
Index

插图相关的条目以**粗体**标出

图书在版编目（C I P）数据

医疗对我们仍然有利吗？ / （英）朱利安·希瑟著；
李海燕译 . -- 北京：中信出版社，2020.10
（The Big Idea：21 世纪读本）
书名原文：Is Medicine Still Good for Us ？
ISBN 978-7-5217-2123-2

Ⅰ . ①医… Ⅱ . ①朱… ②李… Ⅲ . ①医学 - 普及读
物 Ⅳ . ① R-49

中国版本图书馆 CIP 数据核字 (2020) 第 150553 号

IS MEDICINE STILL GOOD FOR US？ © 2019
Thames & Hudson Ltd, London
First published in the United Kingdom in 2019
by Thames & Hudson Ltd, 181A High Holborn, London WC1V 7QX
General Editor: Matthew Taylor
Text © Julian Sheather
Simplified Chinese edition copyright: 2020 © Telos Books Ltd.
All rights reserved.

本书仅限中国大陆地区发行销售

医疗对我们仍然有利吗？

著　　者：　[英]朱利安·希瑟
编　　者：　[英]马修·泰勒
译　　者：　李海燕
出版发行：　中信出版集团股份有限公司
　　　　　　（北京市朝阳区惠新东街甲 4 号富盛大厦 2 座　邮编　100029）
承 印 者：　深圳当纳利印刷有限公司

开　　本：　155mm×230mm　1/16
印　　张：　9
字　　数：　62 千字
版　　次：　2020 年 10 月第 1 版
印　　次：　2020 年 10 月第 1 次印刷
京权图字：　01-2019-3750
书　　号：　ISBN 978-7-5217-2123-2
定　　价：　68.00 元